Die Alzheimer-Krankheit

Neurobiologie, Psychosomatik, Diagnostik und Therapie

Joachim Bauer

Geleitwort von
Thure von Uexküll

Mit 15 Abbildungen

Schattauer Stuttgart New York

Prof. Dr. Joachim Bauer
Arzt für Psychiatrie und Innere Medizin
Oberarzt der Psychiatrischen Universitätsklinik
Klinik der Albert-Ludwigs-Universität Freiburg
Hauptstraße 5
79104 Freiburg

Die Deutsche Bibliothek – CIP-Einheitsaufnahme

Bauer, Joachim: Die Alzheimer-Krankheit:
Neurobiologie, Psychosomatik, Diagnostik und Therapie/
Joachim Bauer. Geleitw. von Thure von Uexküll. –
Stuttgart; New York: Schattauer, 1994
ISBN 3-7945-1634-6

Printed in Germany

Lektorat: Gabriela Ertel
Umschlaggestaltung: Bernd Burkart
Umschlagabbildung: Don Salvador Dalí: Apparition du visage de l'Aphrodite de Cnide dans un paysage
(© VG Bild Kunst, Bonn 1994 / Demart pro arte B.)

Druck und Einband: Mayr Miesbach, Druckerei und Verlag GmbH, Am Windfeld 15, 83714 Miesbach, Germany
Gedruckt auf chlor- und säurefrei gebleichtem Papier.

ISBN 3-7945-1634-6

Für Hedwig, Philipp und Elisa

Geleitwort

Dieses Buch sollte man unter zwei Gesichtspunkten lesen:

Der erste Gesichtspunkt ist der eines Psychiaters, der sich für den neuesten Stand der Forschung über eine Krankheit des Geistes interessiert. Das Buch berichtet zunächst über die Geschichte der Bewertung pathologisch-anatomischer Befunde als Krankheitsursachen oder als Ausdruck unspezifischer Alterungsprozesse: der sogenannten Amyloid-Plaques im Gehirn von Verstorbenen. Es berichtet dann über neuere Befunde zur kortikalen Synapsendichte und über Hinweise auf chronisch-entzündliche bzw. immunologische Prozesse, die möglicherweise mit Streß in Zusammenhang stehen. Es informiert schließlich über genetische, biologische und psychosoziale Risikofaktoren. Von besonderem Interesse sind hier die Ergebnisse einer Untersuchung über psychosoziale Belastungen in der Vorgeschichte der Krankheit, die im Zusammenhang mit dem klinischen Verlauf und den neuen Vorstellungen über die Plastizität der Synapsenfunktion eine Theorie nahelegen, in der psychosomatische Zusammenhänge eine Rolle spielen.

Der zweite Gesichtspunkt, unter dem das Buch gelesen werden sollte, ist der eines Arztes, für den Medizin eine Wissenschaft vom Menschen ist. Für ihn bedeuten Forschungsergebnisse über Geisteskrankheiten auch Antworten auf Fragen einer Anthropologie, die das Leib/Seele-Problem nicht durch erkenntnistheoretische Vorentscheidungen ausgeklammert hat, und deren zentrale Frage sich folgendermaßen formulieren läßt: Was müssen wir unter dem menschlichen Geist verstehen, wenn wir sehen, daß dieser Geist krank werden – und sterben kann? Wie entsteht dieser Geist, wie wächst er, und womit ernährt er sich?

Das erste Symptom, das wir dann deuten müssen, ist die befremdete Reaktion, die wir empfinden, wenn jemand solche Fragen stellt! Dies Befremden ist die Reaktion auf einen Verstoß gegen die stillschweigende Übereinkunft unserer wissenschaftlichen Gemeinschaft, Fragen zu ignorieren, mit denen alle Menschen, in erster Linie aber Ärzte, bei der Begegnung mit Geisteskranken konfrontiert werden.

Bateson macht darauf aufmerksam, daß diese Gewohnheit, zentral wichtige Fragen auszuklammern, auf einer Weise zu denken beruht, die sich zwischen 1850 und dem Zweiten Weltkrieg zu einem wissenschaftlichen Dogma verfestigt hat. Er fährt fort, daß wir mit der Entdeckung der Kybernetik, der Systemtheorie, der Informationstheorie usw. endlich eine formale Grundlage haben, auf der wir über den Geist und die Probleme, die mit ihm zusammenhängen, in einer Weise nachdenken können, die dem Gegenstand angemessener ist.[1]

Versuchen wir einen Augenblick, Bateson zu folgen und über den Gegenstand, den das Buch behandelt, in dieser neuen Weise nachzudenken: Bateson geht von dem Begriff des Unterschieds aus und stellt fest, daß es, wohin wir in der Biologie und Medizin auch blicken, unendlich viele Unterschiede gibt, daß aber nur Unterschiede, die einen Unterschied **machen**, Informationen bilden. Bateson dazu:

„Unterschiede sind etwas Abstraktes. In den Naturwissenschaften sind Wirkungen im allgemeinen durch ziemlich konkrete Bedingungen oder Ereignisse verursacht – Einflüsse, Kräfte und so fort.

---

1) Bateson G. Form, Substanz und Differenz. In: Bateson G. Ökologie des Geistes. Frankfurt/M: Suhrkamp 1985: 576-597.

Wenn man aber in eine Welt der Kommunikation, Organisation usw. eintritt, läßt man jene ganze Welt hinter sich, in der Wirkungen durch Kräfte, Einflüsse und Energieaustausch hervorgebracht werden. Man betritt eine Welt, in der ‚Wirkungen' – und ich bin nicht sicher, ob man weiterhin dasselbe Wort verwenden sollte – durch **Unterschiede** hervorgerufen werden. ... In den Naturwissenschaften fragen wir nach Ursachen und erwarten, daß sie existieren und real sind. In der Welt des Geistes kann ‚Nichts'– das, was nicht ist – eine Ursache sein."[2]

Wenn wir die Befunde über die psychosoziale Deprivation in der Vorgeschichte von Patienten, die an einer Alzheimer-Krankheit leiden, unter diesem Aspekt betrachten, so handelte es sich genau um diese Form von „Ursachen". Das was „nicht mehr da" war, bildete eine Ursache für die Erkrankung ihres Geistes.

Diese Feststellung macht auch unter dem Aspekt der histologisch festgestellten Abnahme der kortikalen Synapsendichte in bestimmten Hirnregionen dieser Patienten einen Sinn: Wenn der Zwang zur Lösung der täglichen Probleme eine notwendige Stimulation für Erhaltung und Neubildung von Synapsen ist, dann ist das Fehlen der Stimulation eine „Ursache" für ihren Untergang.

Sobald wir, wie Bateson es ausdrückt „in die Welt der Kommunikation, Organisation usw. eintreten", werden auch andere, unserer bisherigen Form der Interpretation unverständliche Phänomene verständlicher. Dazu gehören auch die für eine mechanistische Interpretation völlig unverständlichen Zusammenhänge zwischen sozialen Beziehungen und Gesundheit. So war, um nur ein Beispiel zu nennen, das Fehlen sozialer Beziehungen in sieben prospektiven Untersuchungen in den USA, in Schweden und Finnland ein unabhängiger Risikofaktor für zum Tode führende Krankheiten.[3]

Ich will diese Überlegungen nicht noch weiter ausweiten, obgleich eine Fülle unverstandener klinischer Erfahrungen nur darauf zu warten scheint. Ich will stattdessen zu meiner ursprünglichen Frage zurückkehren: Was sollen wir im Rahmen der neuen Betrachtungsweise unter „Geist" verstehen? Bateson gibt darauf folgende Antwort:

„Wenn man irgend etwas im menschlichen Verhalten erklären oder verstehen will, dann hat man es im Prinzip immer mit totalen Kreisläufen, vollständigen Kreisläufen zu tun. Das ist der Grundgedanke der Kybernetik.

Das elementare kybernetische System mit seinen Nachrichten in Kreisläufen ist in der Tat die einfachste Einheit des Geistes; und die Umwandlung eines Unterschiedes, der sich in einem Kreislauf fortpflanzt, ist die elementare Idee."[4]

Mit dem Begriff des Geistes verbinden wir die elementare Idee für Leben. Wenn menschlicher Geist aber krank werden und sterben kann, wie steht es dann um diese Idee? Auf diese Frage gibt Bateson folgende Antwort:

„Es ist verständlich, daß wir in einer Zivilisation, die den Geist vom Körper absondert, entweder versuchen, den Tod zu vergessen oder Mythologien über das Überleben des transzendenten Geistes bilden. Wenn aber der Geist nicht nur in jenen Informationsbahnen immanent ist, die im Körper lokalisiert sind, sondern auch in denen, die außerhalb liegen, dann nimmt der Tod einen anderen Aspekt an. Der individuelle Nexus von Bahnen, den ich als „Ich" bezeichne, ist nun nicht mehr so kostbar, weil dieser Nexus nur ein Teil des größeren Geistes ist."[5]

Die Vorstellung einer Natur, in der Geist und Körper nicht getrennt sind, sondern „Maschen" überindividuelle, miteinander verbundene Netzwerke bilden, nimmt in der Biosemiotik konkretere Gestalt an. Diese Betrachtungsweise, die mit dem Begriff des Zeichens den der Bedeutung in die Naturwissenschaften einführt, definiert „Zeichen" in der Traditi-

2) Op. cit. 584.
3) House JS, Lamdis KL, Umberson D. Social Relationship and Health. Science 1988; 241: 540–545.
4) Bateson op. cit. S. 589.
5) Bateson, op. cit. S. 597.

on des amerikanischen Mathematikers und Philosophen Charles Sanders Peirce (1839–1914) als triadische Einheiten. Sie ergänzt die analytisch vorgehende Forschung durch die Frage nach der Struktur von „Bedeutungs-Zusammenhängen", die der Molekularbiologe Hoffmeyer folgendermaßen beschreibt:[6]

> „Die semiotische Betrachtungsweise verlangt, daß natürliche Einheiten und Prozesse als miteinander verbundene Netze von Zeichenbeziehungen analysiert werden. Das führt zu einer Betrachtungsweise, in der sich Zeichenverbindungen in der gesamten Natur und über die Grenzen systemischer Ebenen hinweg sozusagen die Hand reichen. Diese Verbindungen entlang der semantischen Dimension reichen von den Signalwirkungen der Pheromone bis zu dem menschlichen psychoneuroimmuno-endokrinen System"

Ein Geleitwort soll den Leser zu Überlegungen über Fragen anregen, zu denen das Buch Antwortmöglichkeiten vermittelt. Meine Überlegungen sollen auf Fragen hinweisen, die von der Medizin gewöhnlich als störend beiseite geschoben werden, weil sie nicht „weiterführen" würden. Wenn wir den Begriff „weiter" aber weiter fassen, zeigt sich, daß es sich lohnt, diesen Fragen nachzugehen. Sie führen uns zu Aspekten der Medizin, die durch die Entwicklung neuer Theorien neue Forschungsmöglichkeiten erschließen, in denen Aspekte menschlichen Beteiligtseins an dem Schicksal anderer Menschen zu Faktoren werden, die Relevanz für Gesundheit und Krankheit haben.

Die Theorie einer Verbundenheit alles Lebens durch Zeichenprozesse macht uns die Betroffenheit und das Mitgefühl verständlicher, die jeden ergreifen, der die Krankengeschichten liest, welche die oft erschütternden Schicksale von Alzheimer-Patienten vor dem Ausbruch der Krankheit rekonstruieren. Davon können die nüchternen statistischen Daten, die in dem Buch wiedergegeben sind, zwar nur eine schwache Ahnung vermitteln. Sie sprechen aber gerade in ihrer nüchternen Ausdrucksweise eine unüberhörbare Sprache.

Wenn dem aber so ist, dann wird die Fähigkeit mit Kranken mitzufühlen, und seine Gefühle diagnostisch und therapeutisch einordnen zu können, zu einer wissenschaftlich begründeten Forderung ärztlicher Ausbildung.

Freiburg im Sommer 1994 — Thure von Uexküll

---

6) Hoffmeyer, J. Biosemiotics and Ethics. In: Witoszek, X and Gulbrandsen. Culture and Environment – Interdisziplinary Approaches. Nature and Humanities Series 1993; 1: 152-176.

Vorwort

Die Alzheimer-Demenz hat, wie zahlreiche andere Erkrankungen, keine einzelne Ursache. Die Erkrankung tritt ein, wenn mehrere Schädigungsfaktoren zusammenkommen und auf ein Individuum treffen, bei welchem eine Disposition für diese Erkrankung besteht. Im Mittelpunkt des Interesses bei der neurobiologischen Ursachenforschung stand in den letzten Jahren das sogenannte Amyloid-Protein, welches in herdchenförmigen Ablagerungen des Hirnmantels, in den sogenannten Plaques, enthalten ist. Bei aller Begeisterung, die das Amyloid-Protein mancherorts auslöste, wurde jedoch übersehen, daß Amyloidplaques nicht nur in den Gehirnen dementer Patienten, sondern ebenso regelmäßig in den Gehirnen nichtdementer älterer Personen anzutreffen sind. Um eine Demenzerkrankung zu erzeugen, müssen zur Amyloidpathologie weitere Krankheitsfaktoren hinzutreten. Auf diese Zusatzfaktoren wird das Buch in besonderer Weise eingehen.

Wichtigstes morphologisches Korrelat der Alzheimer-Erkrankung ist der Untergang von Synapsen im Bereich des Hirnmantels (Kortex). Synapsen sind spezialisierte Kontaktstellen zwischen Nervenzellen. Sie sind das biologische Substrat aller neurologischen und neuropsychologischen Funktionen. Jede Nervenzelle des Kortex besitzt auf ihrer Oberfläche bis zu 10.000 Synapsen, über welche sie Verbindungen zu anderen Nervenzellen oder zu deren Ausläufern (Neuriten) hält. An Synapsen findet der Austausch von Botenstoffen statt, wodurch es zur Signalübertragung zwischen Nervenzellen kommt. Auf dem Informationsaustausch zwischen Nervenzellen beruhen nicht nur sensorische, sensible und motorische Funktionen, sondern auch sämtliche komplexe geistige Leistungen. Welche Faktoren entscheiden nun über den Erhalt oder den Verlust einer Synapse? Experimentelle Untersuchungen der letzten Jahre zeigen, daß dynamische Wechselwirkungen zwischen dem **Gebrauch** von Synapsen und ihrer **Struktur** bestehen. Dieses Phänomen wird als „Plastizität" bezeichnet. Auf Faktoren, welche die synaptische Plastizität fördern oder stören können, wird dieses Buch in besonderer Weise eingehen.

Im Anschluß an eine Übersicht über die verschiedenen neurobiologischen Aspekte der Alzheimer-Erkrankung wird das Buch **Leitlinien für den klinischen Alltag** formulieren. Es wird dargestellt, welche diagnostischen Maßnahmen beim Verdacht einer Alzheimer-Krankheit durchgeführt werden sollten. Dabei wird auch auf die Wertigkeit verschiedener klinischer Einzelbefunde eingegangen werden. Dies erscheint besonders deshalb notwendig, weil zur Frage der Aussagekraft von Einzelbefunden weithin immer noch Unklarheiten bestehen. Das Buch wird dann auf alle derzeit in der Diskussion befindlichen medikamentösen und nichtmedikamentösen Behandlungsansätze eingehen. Auf dem Hintergrund einer ganzheitlichen, psychosomatische Aspekte miteinbeziehenden Sichtweise sollen neue Gesichtspunkte zu nichtmedikamentösen Behandlungsansätzen eine besondere Berücksichtigung finden. Schließlich werden Hinweise für den Umgang mit Alzheimer-Patienten und für die Beratung ihrer Angehörigen gegeben, insbesondere auch mit Blick auf das immer wieder falsch dargestellte Vererbungsrisiko der Alzheimer-Demenz.

Freiburg, Oktober 1994 — Joachim Bauer

Inhaltsverzeichnis

1. Geschichtlicher Hintergrund der Erforschung der Alzheimer-Demenz

1.1 Die Pioniere: Alzheimer, Redlich, Perusini, Simchowicz, Fischer

Der Begriff der "demence" war 1797 vom französischen Arzt Philippe Pinel, der als erster das Konzept einer humanen Psychiatrie entworfen hatte, geprägt worden (Torack, 1983; Tölle, 1993). Hundert Jahre später begannen Otto Binswanger in Jena, Aloys Alzheimer in Frankfurt (später in Heidelberg und München) und Emil Redlich in Wien, die verschiedenen Demenzerkrankungen voneinander zu unterscheiden und die biologischen Grundlagen dieser Erkrankungen zu erforschen. Otto Binswanger und Aloys Alzheimer waren die Väter einer differenzierenden Beschreibung der Demenzformen. Ihre Arbeiten markieren den Beginn der modernen Demenzforschung. In Bismarcks Deutschem Reich Ende des 19. Jahrhunderts wurden nur 5% der deutschen Bevölkerung älter als 65 Jahre. Altersdemenzen waren damals eine entsprechend seltenere Erscheinung als heute. Ein nicht unwesentlicher Teil der damals auftretenden Demenzen beruhte auf Folgezuständen infektiöser Hirnerkrankungen und war insbesondere durch die progressive Paralyse im Rahmen einer Syphilis verursacht.

Vier Jahre nachdem Binswanger 1894 die "arteriosklerotische Hirndegeneration" und die durch Marklagerdefekte charakterisierte "Encephalitis subcorticalis" von der Demenz bei progressiver Paralyse differenziert hatte (Binswanger, 1894), beschrieb Alzheimer 1898 die "Dementia senilis" als eine von den vaskulären Demenzformen abgrenzbare Erkrankung (Alzheimer, 1898). Den ersten Hinweis auf ein neuropathologisches Korrelat der senilen Demenz, die seinerzeit auch als "Senile Psychose" bezeichnet wurde, gab im gleichen Jahr Emil Redlich (Redlich, 1898). Redlich war der erste, der eine Beziehung zwischen der senilen Demenz und dem Auftreten kortikaler Plaques herstellte. Als Plaques oder "Drusen" wurden herdchenförmige Substanzeinlagerungen im Extrazellulärraum der Hirnrinde bezeichnet. Plaques waren vor Redlich zwar bereits von den französischen Ärzten Blocq und Marinesco im Hirn eines alten Epilepsiepatienten beschrieben worden, jedoch ohne Herstellung eines Bezuges zur Demenz (Blocq und Marinesco, 1892).

Alzheimer, der 1903 von Frankfurt zu Emil Kraepelin an die Psychiatrische Universitätsklinik nach Heidelberg und kurz darauf mit Kraepelin nach München gewechselt war, hielt 1906 einen Vortrag über eine Patientin, die er noch während seiner Tätigkeit an der von Sioli geleiteten Frankfurter "Irrenanstalt" behandelt hatte. Es handelte sich um eine Frau, die mit 51 Jahren an einer Demenz erkrankt war. Nach ihrem Tod im 56. Lebensjahr fand Alzheimer im Hirn der Patientin die schon von Redlich erwähnten Plaques, die Alzheimer als "miliare Herdchen" beschrieb, "welche durch Einlagerung eines eigenartigen Stoffes in die Hirnrinde bedingt sind" (Alzheimer, 1906, 1907). Neu war Alzheimers hier erstmals publizierte Beobachtung einer Verdickung und Verklumpung von intrazellulären Fibrillen in kortikalen Nervenzellen. Damit hatte Alzheimer eine besondere Art der Degeneration von Nervenzellen entdeckt, die sogenannte neurofibrilläre Degeneration.

Alzheimer war anfänglich der Meinung, die neurofibrilläre Degeneration sei ein spezifisches Merkmal der präsenilen (also der unter 65 Jahren auftretenden) Demenz. Alzheimer und seine Schüler Gaetano Perusini und Teofil Simchowicz entdeckten Neurofibrillenbündel dann jedoch auch bei zahlreichen Patienten, die erst im höheren Alter an einer Demenz erkrankt waren (Perusini, 1908; Simchowicz, 1911; Alzheimer, 1911). Daraufhin gab Alzheimer die Unterscheidung zwischen präseniler und seniler Demenz in seiner wichtigsten Arbeit, einer großen Publikation aus dem Jahre 1911, ausdrücklich wieder auf (Alzheimer, 1911). Emil Kraepelin betrachtete die mit Neurofibrillen einhergehende Demenz als eigene Krankheitseinheit und hatte sie bereits 1910 in der 8. Auflage seines Lehrbuchs der Psychiatrie als "Alzheimer'sche Krankheit" bezeichnet (Kraepelin, 1910).

Neben Plaques und Neurofibrillenbündeln beschrieben Alzheimer und seine Schüler zahlreiche weitere Besonderheiten, die ihnen beim Studium der Gehirne dementer Patienten aufgefallen waren. Die meisten Beobachtungen fielen in den folgenden Jahrzehnten jedoch der Vergessenheit anheim und wurden erst in den letzten Jahren scheinbar neu entdeckt. Manches, was in den letzten 20 Jahren als neue Beobachtung publiziert wurde, findet sich tatsächlich aber bereits in den drei großen Arbeiten beschrieben, die in Alzheimers Münchener Labor entstanden waren (Perusini, 1908; Simchowicz, 1911; Alzheimer, 1911). Diese Arbeiten enthalten beispielsweise schon detaillierte Beschreibungen von aktivierten Astrozyten (damals als "Spinnenzellen" oder "große Glia" bezeichnet) und Mikroglia (seinerzeit "kleine Glia" genannt) in den Hirnen von Alzheimer-Patienten und nehmen vieles vorweg, was später über die Beteiligung eines entzündlichen Geschehens bzw. eines Immunprozesses am Krankheitsgeschehen gefunden wurde. Auch der heute als "synaptic stripping" bezeichnete Angriff von Mikrogliazellen auf Nervenzellen (Streit et al., 1988) findet sich bereits bei Simchowicz beschrieben (Simchowicz, 1911, S. 311).

Bereits Simchowicz und Alzheimer beschrieben auch sämtliche Stadien der Plaqueentstehung, nämlich die "Verdichtung des Grundgewebes" (später als "diffuse Plaques" neuentdeckt), die "Höfe ohne Kern" (heute als "primitive Plaques" bezeichnet), die "Kerne mit Hof" ("klassische Plaques") sowie die "Kerne ohne Hof" ("kompakte Plaques" oder "burned-out-Plaques"). Damit finden sich bereits in den alten Arbeiten sämtliche Elemente der von Wisniewski 1973 entworfenen und von weiteren Autoren in den folgenden Jahre ergänzten Stadiengliederung der Plaqueentstehung (Wisniewski und Terry, 1973). Daß Plaques auch in den Hirnen von Tieren (Pferde, Hunde) anzutreffen sind, wurde ebenfalls bereits von Simchowicz erwähnt. Auch auf das Vorkommen von neurofibrillärer Degeneration von Nervenzellen nach Bleivergiftung oder bei Tieren während des Winterschlafes wies bereits Perusini hin.

Zu den brisantesten Funden in Alzheimers Münchner Labor gehörte die Beobachtung, daß sich Plaques und neurofibrilläre Bündel auch in den Hirnen von nichtdementen älteren Personen antreffen lassen (Perusini, 1908; Simchowicz,

1911; Alzheimer, 1911). Völlig im Gegensatz zur Auffassung seines Prager Kollegen Oskar Fischer, der Plaques für ein pathognomonisches (d.h. krankheitskennzeichnendes) Merkmal der Demenz hielt (Fischer, 1907, 1910), kam Alzheimer daher 1911 zu der Schlußfolgerung, "daß die Drusen (synonym für Plaques, der Verfasser) nicht die Ursache der senilen Demenz, sondern nur eine Begleiterscheinung der senilen Involution des Zentralnervensystems sind" (Alzheimer, 1911, S.376). Dieser ernüchternde Satz hat dazu beigetragen, daß die Erforschung der Alzheimer-Demenz, zumal nach Alzheimers frühem Tod im Jahre 1915, in eine längere Latenzphase eintrat.

1.2 Detailstudien an den Amyloid-Plaques: Bouman, Divry

Ausführliche Detailstudien über Plaques mit wichtigen neuen Beobachtungen wurden von Divry (Divry, 1934) und Bouman durchgeführt (Bouman, 1934). Dabei entdeckte der französische Neuropathologe Divry, daß eine der in den Plaques abgelagerten Komponenten aus feinsten Fibrillen (Fasern) bestand. Die Bezeichnung "Amyloid" für diese Komponente beruhte darauf, daß sie sich ähnlich wie "Amyloid" mit Jod färben ließ ("Amyloid" war Virchows Bezeichnung für stärkeähnliches Material). Tatsächlich handelte es sich beim Plaque-Amyloid jedoch nicht um Stärke im Sinne Virchows.

Der Neuropathologe Bouman aus Utrecht entdeckte bei seinen Untersuchungen, daß sich in Plaques nicht nur degenerative Vorgänge wie Verkümmerungen und Zerstörungen von Nervenzellen und von Nervenzell-Fortsätzen (Neuriten) nachweisen lassen, sondern auch Hinweise auf regenerative, also auf Wiederherstellung zielende Prozesse. Er fand, daß diskonnektierte (zerrissene) Neuriten innerhalb von Plaques Aussprossungen zeigen, als ob sie den Versuch machten, den verlorenen Kontakt zu einer Nachbarzelle wiederherzustellen. Da es trotz dieser Aussprossungen tatsächlich aber zu keinen neuen Synapsenbildungen mehr kommt, handelt es sich bei diesem regenerativen Bemühen um nichtfunktionelle Wucherungen, die in der englischen Fachliteratur als "abortive sprouting" (vergebliches, sinnloses Wuchern) bezeichnet werden.

1.3 Zweifel an der pathogenetischen Bedeutung der Plaques: von Braunmühl, Gellerstedt und Rothschild

Mit Blick auf die Tatsache, daß sich Amyloidplaques auch in den Gehirnen nichtdementer älterer Personen antreffen lassen, sprach A. von Braunmühl, Pathologe an der Prosektur der Deutschen Forschungsanstalt für Psychiatrie in München-Haar, im Jahre 1932 von einer "Krise in der Morphologie" bei der Erforschung der Alzheimer-Demenz (von Braunmühl, 1932). Auch von Braunmühl fand, wie bereits Alzheimer selbst, in seinen Untersuchungen "weite Überschneidungen" zwischen den neuropathologischen Befunden von nichtdementen und dementen älteren Personen (von Braunmühl, 1957). Von Braunmühl unterzog die verschiedenen Plaqueformen einer detailgenauen Analyse (von Braunmühl, 1957). Auch er beschrieb, wie vor ihm schon Alzheimer, alle Stadien aus Wisniewskis späterer Gliederung der Plaqueentstehung (Wisniewski und Terry, 1973), er benannte sie allerdings anders als Alzheimer vor ihm und Wisniewski nach ihm. Von Braunmühl hielt die Bildung von Plaques und die Entstehung der Neurofibrillenbündel für ein unspezifisches, sekundäres Phänomen und war der Ansicht, daß der Alzheimer-Demenz ein primärer, unerkannter Krankheitsprozeß zugrundeliegen müsse.

Die erste und bis zum heutigen Tage vermutlich umfangreichste systematische Untersuchung von Hirnen gesunder, nichtdementer älterer Personen auf "Alzheimer-typische" neuropathologische Veränderungen stammt von Nils Gellerstedt (Gellerstedt, 1932/33). Gellerstedt hatte seine Untersuchungen, wie von Braunmühl, an der Forschungsanstalt für Psychiatrie in München durchgeführt. Er publizierte seine umfangreichen Daten jedoch von Schweden aus (Gellerstedt, 1932/33). Im Rahmen seiner Analyse von 50 Hirnen nichtdementer Personen, die im Alter von über 65 Jahren gestorben waren, musterte Gellerstedt 5.300 (!) mikroskopische Schnittpräparate. Er fand in 86% seiner Fälle Plaques, wobei 54% eine starke Plaquebesiedlung mit durchschnittlich >20 Plaques/Gesichtsfeld (d.h., >11 Plaques/mm^2) zeigten. 6% seiner nichtdementen Fälle hatten gar >100 Plaques/Gesichtsfeld. In 78% der Hirne nichtdementer Personen fand Gellerstedt Neurofibrillenbündel, in 38% "reichlich" (wobei dies von ihm nicht quantitativ spezifiziert wurde). 74% seiner Fälle hatten einen kombinierten, leicht- bis mittelgradigen Befall von Plaques und Neurofibrillenbündeln (Gellerstedt, 1932/33). Gellerstedt kam daher zu der Schlußfolgerung, "daß diese Gebilde (Plaques, der Verfasser), ob nicht oder ob in großen Mengen vorhanden, durchaus keine sichere Aussage über den vorhergehenden psychischen Zustand des Patienten erlauben" (Gellerstedt, 1932/33, S.396). Im Falle der Neurofibrillen war er der Meinung, daß sie nur dann einen Schluß auf eine vorbestehende Demenz erlauben, wenn sie - über einen Befall des Hippokampus hinaus - zahlreich über den Isokortex verbreitet sind (Gellerstedt, 1932/33, S. 397). Diese Feststellung Anfang der 30er Jahre nahm die Ergebnisse der mehrere Jahrzehnte später von Braak und Braak vorgelegten Analysen vorweg (Braak und Braak, 1991).

Auch David Rothschild fand Überschneidungen zwischen den neuropathologischen Befunden nichtdementer und dementer älterer Personen, insbesondere was die Plaque-Pathologie betrifft (Rothschild, 1937). David Rothschild war - wie Aloys Alzheimer - nicht nur Neuropathologe, sondern zugleich klinisch arbeitender Psychiater. Er lehrte an der Harvard Medical School. Seine Doppelqualifikation als Pathologe und Psychiater erlaubte es ihm, Patienten, die er bereits klinisch gesehen hatte, prospektiv neuropathologisch zu untersuchen. Rothschild wies als erster auf die mögliche Bedeutung psychologischer Faktoren bei der Alzheimer-Demenz hin. Aus der Tatsache, daß zahlreiche gesunde, nichtdemente ältere Menschen Plaques und Neurofibrillenbündel in ihren Hirnen aufweisen, schloß Rothschild auf ein erhebliches Potential des Zentralen Nervensystems, altersbegleitende morphologische Veränderungen funktionell zu kompensieren. Diese von

Rothschild erstmals gesehene Kompensationsfähigkeit wird heute als "kognitive Reservekapazität" bezeichnet. Rothschild kam zu der Überzeugung, daß psychologische Faktoren ("factors of a more personal nature") zu einer Zerstörung dieser Reservekapazität, zu einer Dekompensation führen und in eine Demenzerkrankung einmünden können (Rothschild, 1937, 1945; Rothschild und Sharp, 1941; Sands und Rothschild, 1952).

1.4 Erste elektronenmikroskopische Studien: Kidd, Terry, Gonatas, Luse, Krigman

Entscheidende Fortschritte bei der ultrastrukturellen Aufklärung von Plaques und Neurofibrillenbündeln beruhen auf einer Reihe von elektronenmikroskopischen (EMI-) Studien. Der britische Pathologe Kidd fand 1963, daß die in degenerierenden Nervenzellen vorhandenen Alzheimer'schen Neurofibrillenbündel aus feinsten, paarweise miteinander verdrehten, jeweils 10 nm (oder 100 Angstroem) dicken Fasern bestehen, die im englischen Schrifttum als "paired helical filaments" (PHF) bezeichnet wurden (Kidd, 1963). Diese Beobachtungen wurden später von den amerikanischen Pathologen Terry (Terry et al., 1964) und Wisniewski (Wisniewski et al., 1976) bestätigt.

Robert Terry zeigte in einer 1964 veröffentlichten Untersuchung, daß sich die Fibrillen des Plaque-Amyloids von jenen der Neurofibrillenbündel unterscheiden (Terry et al., 1964). Der Querdurchmesser von Amyloidfibrillen betrug nach seinen Untersuchungen 7-9 nm (oder 70-90 Angstroem). Die Untersuchungen Terrys hatten außerdem ergeben, daß Amyloidfibrillen extrazellulär abgelagert sind, während sich PHFs hauptsächlich intrazellulär, nämlich in Neuronen (Nervenzellen) finden lassen. Terry trug darüberhinaus wichtige Detailbeobachtungen zur Zusammensetzung von Plaques bei. Er beschrieb diese als eine Mischung aus abgelagertem Material (unter anderem Amyloid) und aus zellulären Elementen. Nachdem frühere Hinweise auf Mikroglia, die bereits in den klassischen Arbeiten aus Alzheimers Labor enthalten waren, inzwischen vergessen worden waren, war es Terry, der erstmals wieder darauf hinwies, daß Plaques nicht nur Nervenzellen und Nervenzell-Fortsätze (Neuriten), sondern auch zahlreiche Mikroglia enthalten (Terry et al., 1964). Mikroglia gehören als Freßzellen (Makrophagen) und als Produzenten von Entzündungs-Botenstoffen zum Immunsystem des Gehirns. Spätere elektronenmikroskopische Studien von Luse (Luse und Smith, 1964), Krigman (Krigman et al., 1965) und Wisniewski (Wisniewski et al., 1976) enthielten weitere morphologische Details und bestätigten die Befunde aus den vorangegangenen ultrastrukturellen Studien. Gonatas und Kollegen beschrieben dabei unter anderem auch Veränderungen an Synapsen innerhalb von Plaques (Gonatas et al., 1967).

1.5 "Renaissance" der Plaque-Pathologie: Die Newcastle-Studie von Roth, Blessed und Tomlinson

Eine Wiedereinsetzung von Plaques und Neurofibrillenbündeln als pathogenetisch entscheidende Ursachen der Alzheimer-Erkrankung erfolgte durch die sogenannte "Newcastle-Studie" (Roth et al., 1966; Blessed et al., 1968; Tomlinson et al., 1970). Nachdem der Zusammenhang zwischen Plaques, Neurofibrillenbündeln und Demenz über mehrere Jahrzehnte hinweg als unsicher gegolten hatte, wandten sich in den 60er Jahren die britischen Wissenschaftler Roth, Blessed und Tomlinson aus Newcastle upon Tyne erneut diesem Problem zu. Bei ihrer Untersuchung verwandten sie erstmals ein von ihnen entwickeltes Testinventar zur quantitativen Erfassung des Demenzgrades an. Die erstmalige Einführung einer operationalisierten, quantitativen Demenzdiagnostik ist ein bleibendes Verdienst dieser Arbeitsgruppe.

Roth, Blessed und Tomlinson untersuchten die Beziehung zwischen dem bei Demenzpatienten zu Lebzeiten festgestellten Demenzgrad einerseits und der im Hirn der Patienten post mortem gefundenen mittleren Dichte kortikaler Plaques andererseits. Anhand eines nichtrepräsentativen Kollektivs von 37 untersuchten Patienten fanden sie eine knapp signifikante Korrelation zwischen mittlerer kortikaler Plaquedichte und Demenzgrad (Roth et al., 1966; Blessed et. al., 1968; Tomlinson et al., 1970). Eine signifikante Korrelation ergab sich jedoch nur dadurch, daß die Autoren einen überproportionalen Anteil von Plaque-freien und zugleich kognitiv unbeeinträchtigten Individuen berücksichtigten. Durch die dadurch entstandene Häufung von Fällen im Bereich des Nullpunktes ihres Koordinatensystems ließ sich, trotz der Zufallsverteilung der übrigen Fälle, eine Regressionsgerade mit einer Steigung >0 errechnen. Auf den Umstand, daß die Korrelation zwischen Demenzgrad und Plaquedichte bei Wegfall der überproportional berücksichtigten Fälle im Bereich des Nullpunktes verschwindet, haben Kritiker der Newcastle-Studie, unter anderem auch Katzmann und Saitoh, zu Recht hingewiesen (Katzman und Saitoh, 1991). Während der Anteil von Personen ohne Plaques an der nichtdementen älteren Bevölkerung aufgrund der Untersuchungen Gellerstedts bei höchstens 20% anzusiedeln ist, lag der Anteil plaquefreier Personen an der Gesamtzahl nichtdementer Individuen in der Newcastle-Studie bei über 40%.

Eine kritische Betrachtung der Daten der Newcastle-Studie zeigt, 1. daß bei isolierter Berücksichtigung der (unter epidemiologischen Gesichtspunkten repräsentativen) Fälle mit mittleren Plaquedichten zwischen 5 und 20/mm^2 jede Korrelation zwischen Plaquedichte und Demenzgrad verschwindet, 2. daß hohe mittlere Plaquedichten (über 15/mm^2) eine Demenz ebensowenig determinieren wie umgekehrt niedere Plaquedichten (unter 5/mm^2) keinen Schutz vor der Entwicklung einer Demenz darstellen und 3., daß sich auch hinsichtlich der neurofibrillären Degeneration die Befunde bei Nichtdementen und Dementen erheblich überlappen (Roth et al., 1966, Blessed et al., 1968; Tomlinson et al., 1970). Inzwischen ist einer der Autoren der Newcastle-Studie, Sir Martin Roth, in einer kürzlich erschienen Publikation von der Auffassung abgerückt, daß Amyloid-Plaques von entscheidender Bedeutung für die Alzheimer-Demenz seien (Bondareff et al., 1993).

1.6 Der Beginn molekularbiologischer Alzheimer-Forschung: Glenner, Wong, Müller-Hill, Beyreuther

Den britischen Wissenschaftlern Allsop, Landon und Kidd war es 1983 gelungen, eine Methode zur Isolation von Plaques aus Hirnen zu entwickeln. Diese Autoren konnten zeigen, daß Plaques Stoffe enthalten, welche aus Aminosäuren zusammengesetzt sind, was auf die Gegenwart von Proteinen (Eiweißstoffen) schließen ließ. Allsop und Kollegen scheiterten jedoch an dem Versuch, aus Plaquepräparationen ein bestimmtes Protein zu isolieren (Allsop et al., 1983). Grund dafür war vor allem die extrem schlechte Löslichkeit des in Plaques abgelagerten Materials. Der Durchbruch bei der Reinigung eines Proteins aus Alzheimer'schem Amyloid gelang 1984 den Amerikanern Glenner und Wong, die aus dem um zerebrovaskuläre Blutgefäße herum angelagerten Amyloid eines Alzheimer-Patienten ein Protein mit einem Molekulargewicht von 4.200 Dalton reinigen und einen Teil seiner Aminosäuresequenz aufdecken konnten (Glenner und Wong, 1984). Kurz darauf gelang es der Arbeitsgruppe um Colin Masters in Australien und Konrad Beyreuther in Heidelberg, aus den Plaques eines Alzheimer-Patienten ein Protein von identischer Größe und Aminosäuresequenz zu identifizieren (Masters et al., 1985). Beyreuthers Gruppe konnte zeigen, daß auch Plaques in den Hirnen von Down-(Mongoloismus-) Patienten, welche bei diesen Personen bereits im mittleren Lebensalter anzutreffen sind, dasselbe Protein enthalten wie die Plaques von Alzheimer-Patienten. Aufgrund seiner Beziehung zum Amyloid, seines Molekulargewichts von etwa 4 kilo-Dalton sowie seiner Beta-Faltblattstruktur trägt das Protein heute den Namen ßA4-Protein oder kurz ßA4 (Beyreuther und Masters, 1990).

Mit kurzen Keimbahn-Stücken, die komplementär zur Aminosäuresequenz des ßA4-Proteins synthetisch hergestellt wurden (sog. Oligonukleotid-Sonden oder "probes"), gelang es der Arbeitsgruppe von Konrad Beyreuther zusammen mit Benno Müller-Hill aus Köln, aus einer Sammlung von hirnspezifischen Keimbahnsequenzen (aus einer hirnspezifischen sogenannten "cDNA-Bank") jenen Keimbahnabschnit zu isolieren (zu "klonieren"), der die genetische Information für das ßA4-Protein trägt (Kang et al., 1987). Dabei zeigte sich, daß das zwischen 39 und 42 Aminosäuren lange ßA4-Protein lediglich ein relativ kleines Teilstück eines vielfach größeren Proteins mit einer Länge von 695 Aminosäuren ist (spätere Arbeiten zeigten, daß es verschiedene Unterformen dieses großen Vorläuferproteins gibt). Die Klonierung des Amyloid-Vorläuferproteins, welches als "Amyloid-Prekursor-Protein" oder "APP" bezeichnet wird, war der Beginn und entscheidende Durchbruch einer molekular orientierten Alzheimer-Forschung.

1.7 Entdeckung der Synapsenpathologie: Ulrich, DeKoskey, Scheff, Terry, Lassmann

Einen ersten indirekten Hinweis auf einen Verlust von Synapsen in den Hirnen von Alzheimer-Patienten hatten Ende der 70er Jahre bereits Buell und Coleman gefunden. Sie hatten entdeckt, daß die Fähigkeit von Nervenzellen zur Aussprossung von nichtmyelinisierten Nervenzellfortsätzen (Dendriten), die ein Indikator der synaptischen Neubildungsfähigkeit ist, im normalen Alter bei zahlreichen Nervenzellen erhalten bleibt, bei Alzheimer-Patienten jedoch verlorengegangen ist (Buell und Coleman, 1979 und 1981).

Die erste direkte Untersuchung zur Synapsenpathologie der Alzheimer-Krankheit kam Ende der 80er Jahre aus der Arbeitsgruppe des Baseler Neuropathologen Jürg Ulrich, der zu den bedeutenden neuropathologischen Alzheimer-Forschern unserer Zeit zählt (Bertoni-Freddari et al., 1989). Die Baseler Studie beschrieb erstmals einen Rückgang der kortikalen Synapsendichte als morphologisches Korrelat der Alzheimer-Demenz. Nachfolgende Arbeiten aus den letzten Jahren konnten zeigen, daß der Synapsenverlust bei Alzheimer-Patienten signifikant über das Ausmaß hinausgeht, welches im Verlauf des normalen Alterns zu beobachten ist und daß die Abnahme der kortikalen Synapsendichte als das primäre morphologische Korrelat der Alzheimer-Demenz angesehen werden muß (DeKosky und Scheff, 1990; Honer et al., 1992; Masliah et al., 1991, 1992, 1993, 1994; Terry et al., 1991; Lassmann et al., 1992; Scheff und Price, 1993; Scheff et al., 1993; Zhan et al., 1993).

Zusammenfassung

Die Abgrenzung der vaskulären Demenzformen von der senilen bzw. primärdegenerativen Demenz erfolgte Ende des 19. Jahrhunderts durch Otto Binswanger und Aloys Alzheimer. Kortikale Plaques wurden als morphologisches Korrelat der senilen Demenz erstmals durch den Wiener Neuropathologen Emil Redlich beschrieben. Alzheimer hielt die von ihm kurz darauf entdeckte neurofibrilläre Degeneration von Nervenzellen zunächst für das morphologische Korrelat einer eigenen präsenilen Demenzform. Kraepelin gab der mit Neurofibrillenbündeln einhergehenden Demenz daraufhin den Namen "Alzheimer'sche Erkrankung". Nachdem Alzheimer jedoch Plaques und Neurofibrillenbündel sowohl bei der präsenilen als auch bei der senilen Demenz gefunden hatte, gab er die Unterscheidung zwischen präseniler und seniler Demenz im Jahre 1911 wieder auf. Alzheimer fand Amyloid-Plaques auch in den Hirnen zahlreicher gesunder Personen. Er schrieb 1911, man müsse "doch wohl zu dem Schlusse kommen, daß die Drusen (synonym für Plaques, der Verfasser) nicht die Ursache der senilen Demenz, sondern nur eine Begleiterscheinung der senilen Involution des Zentralnervensystems sind". Da Plaques und andere degenerative Veränderungen nicht zwingend zu einer Demenz führen müssen, vermutete in den 40er Jahren erstmals David Rothschild, daß das Gehirn die Fähigkeit besitzt, biologische Alterungsvorgänge funktionell zu kompensieren, ein heute als "kognitive Reservekapazität" bezeichnetes Phänomen. Ende der 60er Jahre führte die "Newcastle-Studie" zu einer Renaissance der Plaque-Hypothese bei der Alzheimer-Demenz. Die Identifizierung des in Plaques enthaltenen ßA4-Proteins und die erstmalige Klonierung des Amyloid-Prekursorproteins durch Benno Müller-Hill und Konrad Beyreuther Mitte der 80er Jahre markiert den Beginn einer molekular orientierten Alzheimer-Forschung. Neuere Arbeiten, insbesondere der Arbeitsgruppen um Jürg Ulrich in Basel und um Robert Terry in San Diego zeigen, daß nicht die Ablagerung von Amyloid, sondern ein Rückgang der kortikalen Synapsendichte das entscheidende morphologische Korrelat der Alzheimer-Demenz ist.

2 Klinisches Erscheinungsbild und Krankheitsverlauf

2.1 Zur Definition der Alzheimer-Demenz

- **Definition der Demenz**

Die Diagnosestellung einer Demenz setzt die Erfüllung von Kriterien voraus, die sich an der Internationalen Klassifikation psychischer Störungen (Internationale Klassifikation psychischer Störungen ICD 10, 1991) oder am Diagnostischen und statistischen Manual psychischer Störungen der American Psychiatric Association orientieren müssen (Diagnostisches und statistisches Manual psychischer Störungen DSM III R 1989). Die ICD 10 fordert für die Diagnosestellung einer Demenz 1. eine entscheidende Abnahme der intellektuellen Leistungsfähigkeit (definiert als Abnahme des Gedächtnisses **und** des Denkvermögens) sowie 2. eine Beeinträchtigung in den persönlichen Aktivitäten des täglichen Lebens.

Das DSM IIIR definiert als Kriterien für das Vorliegen einer Demenz A. eine Beeinträchtigung von Kurz- und Langzeitgedächtnis in Verbindung mit B. einer Beeinträchtigung des abstrakten Denkens oder eines neuropsychologischen Teilleistungsbereiches sowie C. eine Beeinträchtigung von Arbeitsfähigkeit oder sozialen Alltagsaktivitäten.

- **Definition der Alzheimer-Demenz**

Die Diagnosestellung einer Alzheimer-Demenz kann anhand der Kriterien der ICD 10, der DSM IIIR oder anhand von Kriterien erfolgen, welche 1984 von der NINCDS-ADRDA-Arbeitsgruppe unter Beteiligung der amerikanischen Gesundheitsbehörde NIH festgelegt wurden (McKhann et al., 1984)(Abb. 1).

Die ICD 10 fordert für die klinisch gestellte Diagnose einer "Demenz bei Alzheimer-Erkrankung" 1. die Erfüllung der allgemeinen Demenzkriterien der ICD 10 (siehe oben), 2. einen schleichenden Beginn der Symptomatik mit langsamer Verschlechterung, 3. ein Fehlen von Hinweisen auf andere Ursachen eines dementiellen Syndroms sowie 4. Fehlen eines apoplektischen Beginns und die Abwesenheit von neurologischen Herdzeichen.

Das DSM III R fordert für die klinische Diagnose einer "Primär-degenerativen Demenz vom Alzheimer-Typ" A. die Erfüllung der allgemeinen Demenzkriterien des DSM III R (siehe oben), B. einen schleichenden Beginn der Symptomatik mit langsamer Progredienz und C. den Ausschluß anderer Demenzursachen.

Nach den NINCDS-ADRDA-Kriterien (McKhann et al., 1984) hat die klinische Diagnose einer "Wahrscheinlichen Alzheimer-Erkrankung" folgende Voraussetzungen: 1. Das Vorhandensein eines testpsychologisch (z. B. mittels des Mini-Mental-State-Tests / MMS; eine Beschreibung neuropsychologischer Test-

ICD 10:

- Abnahme des Gedächtnisses
- Abnahme des Denkvermögens
- Beeinträchtigung persönlicher Aktivitäten
- Schleichender Beginn und langsames Fortschreiten der Symptome
- Kein Hinweis auf andere Demenz-Ursachen

DSM III R:

- Abnahme von Kurz- und Langzeitgedächtnis
- Beeinträchtigung des abstrakten Denkens oder eines anderen neuropsychologischen Teilleistungsbereiches
- Beeinträchtigung von Arbeitsfähigkeit oder sozialen Alltagsaktivitäten
- Schleichender Beginn und langsames Fortschreiten der Symptome
- Ausschluß anderer Demenz-Ursachen

Abb. 1. Voraussetzungen für die Stellung einer Verdachtsdiagnose auf Alzheimer-Demenz.

inventare findet sich in Kapitel 6) dokumentierten progredienten dementiellen Syndroms mit Defiziten in mindestens zwei neuropsychologischen Teilleistungsbereichen, 2. eine progrediente Verschlechterung des Gedächtnisses und anderer kognitiver Funktionen, 3. Fehlen einer Bewußtseinsstörung, 4. Erkrankungsbeginn zwischen 40 und 90 Jahren sowie 5. Ausschluß einer Allgemein- oder Hirnerkrankung, welche Ursache eines dementiellen Syndroms sein könnte.

Die Diagnose einer "Definitiven Alzheimer-Erkrankung" bleibt nach den NINCDS-ADRDA-Kriterien einer zusätzlichen neuropathologischen Verifikation vorbehalten.

Die Kriterien der NINCDS-ADRDA erlauben eine klinische Diagnosestellung, die in 81% bis 88% der Fälle mit der neuropathologischen Diagnose post mortem übereinstimmt (Tierney et al., 1988). Sie sind hinsichtlich ihrer Sensitivität, nicht jedoch hinsichtlich ihrer Spezifität den DSM III R-Kriterien überlegen (Kukull et al., 1990).

2.2 Klinische Symptome der Alzheimer-Demenz

Die Kernsymptome der Alzheimer-Demenz sind neuropsychologischer Natur. Sie betreffen das geistige Leistungsvermögen. Bei den meisten Patienten treten jedoch bereits vor Einsetzen der neuropsychologischen Kernsymptomatik nichtkognitive Frühsymptome auf. Im Verlauf der Erkrankung gesellen sich zu den neuropsychologischen Defiziten neurologische Symptome, psychiatrische Begleitsymptome sowie Störungen des Schlaf-Wach-Rhythmus hinzu.

• **Nichtkognitive Frühsymptome**

Bei vielen Alzheimer-Patienten treten bereits vor dem Einsetzen kognitiver Defizite frühe nichtkognitive Vorläufersymptome auf, meist in Form von diskreten Veränderungen des Verhaltens. Angehörige berichten aus der Zeit vor dem Einsetzen kognitiver Symptome in der Regel von Passivität, emotionalem Rückzug, Stimmungslabilität sowie von einem Rückgang von Sorgfalt und Verläßlichkeit (Rubin et al., 1987; Petry et al., 1988; Chatterjee et al., 1992; Kurz et al., 1991; Haupt et al., 1992). Diese frühen nichtkognitiven Veränderungen lassen sich offenbar nicht durch einen bereits vorhandenen intellektuellen Abbau erklären (Bozzola et al., 1992).

Das klinische Bild einer Alzheimer-Demenz kann sich im Frühstadium der Erkrankung mit dem Bild einer Depression erheblich überlappen. Depressive Störungen sind häufig von ausgeprägten Konzentrationsstörungen begleitet und können das Bild einer sogenannten "depressiven Pseudodemenz" hervorrufen. Dies kann bei einzelnen Patienten zu differentialdiagnostischen Schwierigkeiten führen. In solchen Fällen sollte der Patient über einen längeren Zeitraum wiederholt gesehen und probatorisch antidepressiv behandelt werden. Im Rahmen einer stationären Behandlung kann zur diagnostischen Klärung auch ein Schlafentzug durchgeführt werden. Kommt es nach einem solchen Schlafentzug zu einer kurzfristigen Besserung der depressiven Stimmungslage **und** der kognitiven Symptomatik, so spricht dies dafür, daß die kognitiven Defizite Teil einer depressiven Störung sind. Das Ausbleiben einer Besserung nach Schlafentzug schließt das Vorliegen einer depressiven Pseudodemenz jedoch nicht aus! Zur Erfassung und Verlaufsbeobachtung depressiver Symptome empfielt sich die Hamilton-Depressions-Skala (Hamilton, 1960).

• **Neuropsychologische Kernsymptome**

Die Kernsymptomatik der Alzheimer-Demenz ist durch Defizite in neuropsychologischen Teilleistungsbereichen geprägt, die zu den sogenannten höheren kortikalen Leistungen gezählt werden (Abb. 2). Im Verlauf der Erkrankung kommt es zum Verlust der Fähigkeit des abstrakten Denkens (z. B. des Findens von Problemlösungen), zur ideatorischen und konstruktiven Apraxie (z. B. Unfähigkeit zur Planung von Handlungssequenzen, zur Erledigung alltäglicher Aufgaben, z. B. Ankleide-Apraxie), zur ideatorischen Agnosie (Störung des Bedeutungs-Erkennens bei erhaltener Wahrnehmung). Eine Variante der ideatorischen Agnosie ist die assoziative visuelle Objektagnosie, bei der die Patienten die Bedeutung dessen, was sie sehen, nicht erkennen. Ein Beispiel hierfür ist die im fortgeschrittenen Stadium der Erkrankung häufig auftretende sogenannte Prosopagnosie, d.h. die Unfähigkeit, Gesichter wiederzuerkennen. Weiterhin kommt es bei der Erkrankung zu einer fortschreitenden Amnesie (zunächst anterograd, dann auch retrograd), zur amnestischen Aphasie (Wortfindungsstörungen, verminderte Sprachproduktion) sowie zur Akalkulie (Unfähigkeit zu rechnen) (Friedland, 1993; Gilleard et al., 1993; Almkvist et al., 1993). Eine zuverlässige Unterscheidung der Alzheimer-Demenz von anderen Demenzformen, insbesondere von vaskulären Demenzformen, alleine aufgrund des neuropsychologischen Querschnittsbefundes ist

Neuropsychol. Teilleistungsbereich	Möglichkeit der klinischen Prüfung
Störung des abstrakten Denkens	• Ein Sprichwort erklären lassen • Unterschied zwischen ähnlichen Gegenständen erklären lassen (Stuhl - Sessel, Kutsche - Auto, Treppe - Leiter) • Gemeinsamkeiten finden lassen (Banane - Apfel: Obst)
Ideatorische Apraxie	• Kugelschreiber auseinandernehmen und wieder zusammenbauen lassen
Agnosie	• Gebrauch von Gegenständen erklären lassen • Uhrzeit ablesen lassen
Amnestische Aphasie	• Gegenstände benennen lassen
Akalkulie	• Einfache Rechenoperationen im Zahlenraum unter 100
Zeitliche und örtliche Desorientierung	• Unmittelbare Befragung nach Datum und Örtlichkeit

Abb. 2. Symptome der Alzheimer-Demenz.

meist **nicht** möglich (Almkvist et al., 1993). Einen differentialdiagnostischen Hinweis kann lediglich der bei vaskulären Demenzformen typischerweise plötzliche, apoplektische Beginn der Symptomatik oder ein durch starke Fluktuationen charakterisierter Verlauf geben.

Am Beginn der Erkrankung fallen Alzheimer-Patienten meist durch Merkfähigkeitsstörungen, Probleme bei der Wortfindung, diskrete Einbußen bei der Auffassungsgabe oder durch eine diskrete apraktische Hilflosigkeit auf (Kurz et al., 1991; Haupt et al., 1992). **Hilflosigkeit** wurde von Alexander Kurz zurecht als das zentrale "Alltagssymptom" der beginnenden Alzheimer-Demenz bezeichnet. Schwierigkeiten kann die Unterscheidung einer normalen Altersvergeßlichkeit von der Frühphase einer pathologischen Gedächtnisstörung machen. Als grober Anhaltspunkt für die schwierige Abgrenzung der normalen Altersvergeßlichkeit von einer erkrankungsverdächtigen Störung kann dienen, daß bei der normalen Altersvergeßlichkeit vor allem "Dinge" bzw. "Sachen" vergessen werden, bei der Alzheimer-Demenz jedoch "Ereignisse" bzw. "Begebenheiten" (Friedland, 1993). Beim Verdacht einer Alzheimer-Erkrankung sollte das kognitive Defizit zunächst durch eine klinische Untersuchung qualitativ und dann anhand eines Kurztests wie des Mini-Mental-State-Tests (siehe Kapitel 6) auch quantitativ erfaßt werden. Falls sich hier Hinweise auf eine mögliche Demenzerkrankung ergeben, sollte eine Objektivierung von kognitiven Defiziten möglichst auch anhand einer ausführlichen Testdiagnostik in sämtlichen neuropsychologischen Teilleistungsbereichen erfolgen (Hinweise zu Testinventaren siehe Kapitel 6).

Ein wenig beachteter Aspekt der Alzheimer-Demenz ist die besondere **Selektivität der Symptomatik**. Die Erkrankung betrifft zu Beginn und über eine lange Verlaufsstrecke hinweg ausschließlich höhere kortikale Funktionen. Diese Selektivität läßt steuernde pathogenetische Faktoren vermuten und widerspricht der Annahme eines diffusen kortikalen Abbauprozesses, bei welchem in einem konstanten Anteil der Fälle auch sensible Störungen, Lähmungen oder andere neurologische Aufälligkeiten erwartet werden müßten. Klassische Konzepte einer topographisch orientierten Neuropsychologie, wie sie sich aus der Behandlung von Hirnverletzten und von Patienten mit Hirninfarkten oder Blutungen entwickelt haben, sind auf die Alzheimer-Demenz nicht ohne weiteres übertragbar. Stattdessen weist das durch einen Verlust von Assoziationsleistungen und durch das Vergessen von Kontext-Zusammenhängen charakterisierte neuropsychologische Bild der Alzheimer-Demenz (Mendez et al., 1990; Pollmann et al., 1993) auf ein allgemeines Diskonnektionssyndrom der Hirnrinde hin (De Lacoste und White, 1993; Masliah et al., 1993; Hof et al., 1993). Für das Vorliegen eines kortikokortikalen Diskonnektionssyndroms bei der Alzheimer-Demenz sprechen auch neuropathologisch-anatomische (Hof und Bouras, 1991; Förstl et al., 1993; Rebeck und Hyman, 1993; De Lacoste und White, 1993) und elektrophysiologische Beobachtungen (Leuchter et al., 1992; Rizzo et al., 1992). Eine exzellente Darstellung des Diskonnektions-Konzepts findet sich bei Geschwind (Geschwind, 1965; siehe auch Poeck, 1989).

- **Neurologische Symptome**

Neurologische Symptome im engeren Sinne fehlen im Frühstadium der Erkrankung. Neurologische Zeichen treten in der Regel jedoch im Verlauf der Erkrankung auf und fehlen in fortgeschrittenen Stadien der Demenz praktisch nie. Neurologische Auffälligkeiten bei der Alzheimer-Demenz sind Enthemmungszeichen (Gegenhalten, Primitivreflexe), Pyramidenbahnzeichen (gesteigerte Muskeleigenreflexe, verschiedene Schweregrade eines pathologischen Fußsohlenreflexes) sowie extrapyramidal-motorische Symptome (Bradykinese, zunächst meist ohne, später mit Muskelrigidität). Defizite lassen sich außerdem bei der Graphästhesie sowie bei der simultanen Wahrnehmung taktiler Stimuli finden (Galasko et al., 1990; Franssen et al., 1991, 1993). Myoklonien treten bei etwa 10-20% aller Patienten, meist aber erst im fortgeschrittenen Stadium der Erkrankung auf (Hauser et al., 1986; Förstl et al., 1992). In etwa einem Drittel aller Alzheimer-Fälle entwikkelt sich im Verlauf der Erkrankung ein Parkinson-Syndrom.

Im Frühstadium der Alzheimer-Erkrankung (Stadium 2 und 3 der 7-stufigen Global Deterioration Scale / GDS-Einteilung nach Reisberg, siehe Kapitel 6) finden sich meist gesteigerte Muskeleigenreflexe, nur gelegentlich sind diskrete Enthemmungszeichen vorhanden, etwa der wenig spezifische Palmomentalreflex (Franssen et al., 1991, 1993). In mäßig fortgeschrittenen Stadien (Stadien 4 und 5) kann das sogenannte Gegenhalten (Paratonie, ohne Muskelrigidität) und eine diskrete Bradykinese auftreten. Im fortgeschrittenen Stadium (Stadium 6) gesellt sich häufig eine Hypomimie und eine deutliche allgemeine Bewegungsverlangsamung (Bradykinese) hinzu, welche in der Regel zunächst ohne Muskelrigor auftritt. Im Endstadium (Stadium 7) lassen sich häufig ein deutlicher Muskelrigor sowie ausgeprägte Enthemmungszeichen (Saugreflex, Greifreflex) finden. Eine Korrelation zwischen neurologischen Zeichen und dem Ausmaß der kognitiven Verschlechterung besteht nur bei der Steigerung der Muskeleigenreflexe, beim Gegenhalten (Paratonie), bei der Bradykinese, beim Rückgang der Graphästhesie, bei der Simultanwahrnehmung taktiler Stimuli sowie beim Saug- und Greifreflex (Galasko et al., 1990; Franssen et al., 1991; 1993).

Die Diagnose einer Alzheimer-Demenz ist unwahrscheinlich, wenn bereits **im Frühstadium der Erkrankung** extrapyramidale Zeichen, Kleinhirnzeichen, Symptome einer Dysfunktion des 1. oder 2. Motoneurons, Augenmuskellähmungen oder andere Hirnnervenausfälle, Krampfanfälle oder Myoklonien auftreten (Friedland, 1993). In diesen Fällen muß eine intensive fachneurologische Suche nach anderen, z.T. seltenen neurologischen Erkrankungen begonnen werden, die mit einer Demenz einhergehen können (Übersicht bei Berlit et al., 1990; Friedland, 1993).

- **Psychiatrische Begleitsymptome**

Klassische psychiatrische Begleitsymptome sind am Beginn der Erkrankung - von den bereits erwähnten Zeichen eines emotionalen Rückzugs und einer Antriebsstörung abgesehen - ausgesprochen selten. Im Verlauf der Erkrankung treten jedoch bei mindestens 2/3 aller Fälle psychiatrische Symptome auf. Psychiatrische Begleitsymptome können weit mehr als die neuropsychologische Kernsymptomatik zu einem erstrangigen Belastungsfaktor für betreuende Angehörige werden und sind häufig der entscheidende Anlaß für eine Heimunterbringung. Bei ca. 30% der Patienten findet sich vermehrte Unruhe. Etwa 25% der Patienten erfüllen die Kriterien einer majoren Depression. Bei 22% finden sich Apathie, gefolgt von Verhaltensauffälligkeiten bei 17% und Schlafstörungen bei 15%. Wahnsymptome zeigen 12-16%, eine halluzinatorische Symptomatik (insbesondere visuelle Halluzinationen) zwischen 11 und 17% aller Alzheimer-Patienten, illusionäre Verkennungen finden sich bei bis zu 30% der Patienten (Burns et al., 1990; Cohen et al., 1993).

- **Störungen der Schlaf-Wach-Rhythmik**

Störungen der Schlaf- Wach- Rhythmik stehen in der Regel nicht am Beginn der Alzheimer-Erkrankung, entwickeln sich aber regelmäßig im Verlauf und können dann - neben den bereits genannten psychiatrischen Begleitsymptomen - ebenfalls zu einer erheblichen Belastung betreuender Angehöriger werden (Übersichtsarbeiten bei Van Someren et al., 1993; Bliwise, 1993). Zahlreiche behaviourale und biologische Parameter, welche aufgrund ihrer zirkadianen Schwankungen den Schlaf-Wach-Rhythmus konstituieren, zeigen bei der Alzheimer-Demenz eine Dämpfung der Amplituden bis hin zu einer völligen Aufhebung der Rhythmik. Die wichtigsten diesbezüglichen Veränderungen bei der Alzheimer-Demenz bestehen in einem Nachlassen an Tagesaktivitäten, in einer als "sundowning" bezeichneten Unruhe zum Abend hin sowie in einer Fragmentierung des Nachtschlafes.

Elektroenzephalografisch kommt die Einebnung der Schlaf-Wach-Rhythmik dadurch zum Ausdruck, daß Alzheimer-Demente im Wach-EEG eine allgemeine Zunahme langsamer Wellen zeigen (ein als "Allgemeinveränderungen" bezeichnetes Phänomen), während gleichzeitig der Anteil langsamer Wellen im Schlaf-EEG und damit der Anteil des Tiefschlafes am Gesamtschlaf vermindert ist (Übersichtsarbeiten bei Van Someren et al., 1993; Bliwise, 1993). Eine Dämpfung der Amplituden biologischer Rhythmen findet sich auch bei verschiedenen endokrinologischen Parametern wie beim Cortisol, Melatonin, Testosteron, Östradiol, GH, TSH, Aldosteron oder Renin (Übersichtsarbeiten bei Van Someren et al., 1993). Morphologisches Korrelat der gestörten Schlaf-Wach-Rhythmik bei der Alzheimer-Demenz ist unter anderem eine Verkleinerung des Nucleus suprachiasmaticus des Hypothalamus, insbesondere eine Abnahme seiner Vasopressin-positiven Zellen (Übersichtsarbeit bei Van Someren et al., 1993)

2.3 Besonderheiten des klinischen Verlaufs

- **Allgemeine Verlaufsmerkmale**

Während vaskuläre Demenzerkrankungen fast immer akut beginnen und häufig mit neurologischen Ausfallserscheinungen verbunden sind, beginnt die Alzheimer-Demenz typischerweise schleichend (Friedland, 1993). Die Alzheimer-Demenz zeigt in der Regel zwar eine gleichmäßige und langsame Progression der kognitiven Symptomatik, es können jedoch Plateau-Phasen mit einem längeren Stillstand der Symptomatik vorkommen. Auch **geringgradige** Fluktuationen der kognitiven Symptomatik werden beobachtet (Pollmann et al., 1992; Berg, 1993). Starke Fluktuationen jedoch, bei denen sich Phasen schwerer Verwirrtheit mit Tagen abwechseln, an denen der Patient nach Angaben seiner Angehörigen "fast wieder wie normal" ist, sprechen gegen das Vorliegen einer Alzheimer-Demenz. Starke Fluktuationen sind das typische Kennzeichen einer vaskulären Demenz (Abb. 3). Am Rande sei hier angemerkt, daß z. B. der frühere Politiker Herbert Wehner, entgegen einer immer wieder verbreiteten Behauptung, nicht an einer Alzheimer-Demenz litt, sondern an einer durch plötzlichen Beginn und einen stark fluktuierenden Verlauf geprägten vaskulären Enzephalopathie auf dem Boden eines langjährigen Diabetes mellitus.

Längsschnitt-Untersuchungen zeigen, daß die jährliche Progressionsrate hinsichtlich der kognitiven Symptomatik am Beginn der Alzheimer-Erkrankung am geringsten ist (Haxby et al., 1992; Morris et al., 1993; Stern et al., 1994). Haxby und Kollegen fanden in der Frühphase der Erkrankung ein initiales Plateau von etwa 2 Jahren (Haxby et al., 1992). In den mittleren Stadien der Erkrankung mit bereits mäßig ausgeprägter Symptomatik fanden sich in mehreren Untersuchungen deutlich höhere jährliche Verschlechterungsraten als zu Beginn oder im Endstadium der Erkrankung (Haxby et al., 1992; Morris et al., 1993, Stern et al., 1994). Dies zeigte sich unabhängig davon, ob zur Verlaufsbeobachtung der Wechsler Intelligenztest (Haxby et al., 1992), die kognitiven Skalen der ADAS (Stern et al., 1994) oder der MMS-Test verwandt wurde (Morris et al., 1993). Die neuropsychologischen Testinventare ADAS und MMS werden in Kapitel 6 näher erläutert. Bei Patienten im Frühstadium der Erkrankung (entsprechend 25 bis 20 MMS-Punkten) liegt die mittlere jährliche Verschlechterungsrate bei 0-5 Punkten. Bei Patienten im mittleren Stadium der Erkrankung (zwischen 15 und 10 MMS-Punkten) ist die mittlere jährliche Verschlechterungsrate auf 2,5-10 Punkte erhöht, um sich im Endstadium, d.h. bei Patienten mit ca. 5 MMS-Punkten, wieder auf 0-5 Punkte jährlich zu verringern (Morris et al., 1993).

Alzheimer-Demenz	Vaskuläre Demenzformen
Vorgeschichte: Hypothyreose? Depression? Kopftrauma?	Vorgeschichte: Hypertonie oder Diabetes mellitus
Schleichender Beginn der Symptome	Plötzlicher Beginn der Symptome
Gleichförmiger Verlauf, geringe Schwankungen der Symptomatik	Stark fluktuierender Verlauf, starke Schwankungen der Symptomatik

Abb. 3. Typische Merkmale der Alzheimer-Demenz und vaskulärer Demenzformen.

- **Kein unterschiedlicher Verlauf bei präsenilen, senilen, sporadischen oder familiären Fällen**

Lange Zeit wurde angenommen, daß sich die Alzheimer-Krankheit mit einem vor dem 65. Lebensjahr liegenden "präsenilen" Beginn von der Demenz mit spätem Beginn in Bezug auf neuropathologische Kriterien, in Bezug auf das Vorkommen einer familiären Häufung oder bezüglich der Progressionsgeschwindigkeit der Erkrankung unterscheidet. Eine größere Zahl sorgfältiger Studien belegt, daß keine dieser Annahmen richtig ist (Alzheimer, 1911; Chui et al., 1985; Haupt et al., 1991 und 1993; Newens et al., 1993; Duara et al., 1993; Stern et al., 1994; Übersicht bei Kay, 1989), worauf im folgenden kurz näher eingegangen werden soll.

Neuropathologische Kriterien vermögen zwischen der Früh- und der Spätform der Erkrankung nicht zu unterscheiden. In der Annahme, daß Alzheimers Entdekkung der neurofibrillären Degeneration ein Charakteristikum der präsenilen Demenz sei, hatte Kraepelin in seinem Lehrbuch 1910 eine nosologische Unterscheidung zwischen der Frühform der Demenz, die er als "Alzheimer'sche Erkrankung" bezeichnete, und der Spätform der Erkrankung gemacht, welche als "Senile Demenz" (später als "Senile Demenz vom Alzheimer-Typ") bezeichnet wurde. Daß neuropathologische Kriterien eine Unterscheidung zwischen präseniler und seniler Demenz erlauben, wurde von Alzheimer aufgrund seiner Untersuchungen an größeren Fallzahlen bereits 1911 ausdrücklich verneint (Alzheimer, 1911).

Hinsichtlich der Progressionsgeschwindigkeit der Erkrankung fanden sich in verschiedenen jüngeren Längsschnittuntersuchungen keine Unterschiede zwischen verschiedenen Subgruppen, weder zwischen Patienten mit frühem und spätem Erkrankungsbeginn (Haupt et al., 1991 und 1993; Newens et al., 1993), noch zwischen Patienten mit und solchen ohne familiäre Häufung der Erkrankung (Haupt et al., 1991 und 1993; Duara et al., 1993; Stern et al., 1994). Selbst die seltenen Fälle mit frühem Beginn **und** familiärer Häufung zeigen keine höhere Progressionsgeschwindigkeit ihrer Symptomatik (Duara et al., 1993; Stern et al., 1994). Lediglich bei der Überlebenszeit scheinen geringe Unterschiede zwischen Patienten mit frühem gegenüber Patienten mit späterem Erkrankungsbeginn zu bestehen. Kurz und Greschniok analysierten die Verläufe bei 90 Patienten, deren mittlere Dreijahres-Überlebensrate insgesamt bei etwas über 70% lag. Die Dreijahres-Überlebensrate bei Patienten mit einem Eintrittsalter in die Studie von unter 73 Jahren lag dabei mit 65% deutlich unter der Dreijahres-Überlebensrate von etwas über 80% bei Patienten mit einem Eintrittsalter in die Studie von über 73 Jahren (Kurz und Greschniok, 1994).

Auch die weit verbreitete Ansicht, daß es sich bei präsenil erkrankten Patienten vorzugsweise um eine familiäre (also möglicherweise erbliche) Form der Alzheimer-Demenz handele, ist unrichtig. Familiäre Häufungen finden sich bei der präsenilen Form der Alzheimer-Demenz nicht häufiger als bei der senilen Form der Erkrankung (Chui et al., 1985; Übersicht bei Kay, 1989). Eine Assoziation des Erkrankungsalters mit bestimmten genetischen Besonderheiten findet sich nur **innerhalb** der kleinen Gruppe von Patienten mit einer möglicherweise "Familiären Alzheimer-Demenz" (FAD). Dies betrifft jedoch lediglich 6-7% aller Alzheimer-Patienten, die möglicherweise an einer FAD leiden (die FAD wird in Kapitel 2.4 eingehend behandelt). Innerhalb der kleinen Gruppe von FAD-Patienten wurden genetische Auffälligkeiten auf Chromosom 14 vorzugsweise bei Patienten mit einem Erkrankungsbeginn zwischen 40 und 50 Jahren angetroffen, während sich Mutationen auf dem APP-Gen vor allem bei Patienten mit einem Erkrankungsbeginn im 5. Lebensjahrzehnt finden lassen (Mullan et al., 1993). Genetische Auffälligkeiten auf Chromosom 19 sind demgegenüber vor allem bei FAD-Patienten anzutreffen, die von einem **spätem** Erkrankungsbeginn betroffen sind (Pericak-Vance et al., 1991; Schellenberg 1992).

Ob hinsichtlich der klinischen Symptomatik Unterschiede zwischen der Erkrankung mit frühem ("early-onset") und spätem ("late-onset") Beginn bestehen, muß aufgrund der vorliegenden Studien bezweifelt werden. Binetti und Kollegen analysierten Unterschiede in der Symptomatik zwischen Patienten mit frühem und spätem Erkrankungsbeginn. Sie fanden im Rahmen einer Cluster-Analyse bei 28 Alzheimer-Patienten, die sich alle noch im Frühstadium der Erkrankung befanden, daß eine Gruppe jüngerer Patienten mit einem Durchschnittsalter von 61 Jahren frühe Einbußen bei Sprache, Abstraktion und verbaler Flüssigkeit zeigte, während eine Gruppe älterer Patienten mit einem Durchschnittsalter von 72 Jahren zu Beginn der Erkrankung vor allem an Gedächtniseinbußen litt (Binetti et al., 1993). Andere Untersuchungen widersprechen diesem Befund (Bayles, 1991). Haupt und Kollegen analysierten Unterschiede in der Symptomatik zwischen Patienten ohne und mit familiärer Häufung und fanden keinerlei Unterschiede im Symptomenbild (Haupt et al., 1992)

2.4 Sporadische und familiäre Form der Erkrankung: Vererbungsgesichtspunkte und genetische Determinanten

- **Überwiegen der sporadischen Erkrankungsfälle**

Als "sporadisch" werden Alzheimer-Erkrankungsfälle bezeichnet, bei denen in der Familie keine weiteren Alzheimer-Patienten vorhanden waren oder noch vorhanden sind. "Sporadische" Alzheimer-Fälle kommen keinesfalls sporadisch vor, sondern repräsentieren die Mehrheit von über 90% aller Alzheimer-Erkrankungen (Abb. 4). Nur bei 6-7% aller Fälle von Alzheimer-Demenz findet sich die Erkrankung familiär in einer solchen Weise gehäuft, daß die Kriterien eines autosomaldominanten Vererbungsmodus erfüllt sind (Duara et al., 1993). Studien, die einen höheren Anteil familiärer Erkrankungsformen nennen, zählten auch solche Alzheimer-Fälle zur familiären Form der Erkrankung, bei denen Angehörige an einer vaskulären Demenz (z. B. aufgrund eines Diabetes mellitus oder einer Arteriosklerose) litten. Ein solches Vorgehen ist offensichtlich unsinnig. Ebenso könnte man bei Familien, in denen ein Mitglied an einer Lungenentzündung, ein anderes an einer Lungenembolie und ein weiteres an einem Bronchialkarzinom verstorben ist, eine "familiäre Lungenerkrankung" unterstellen.

Personen mit einem an Demenz leidenden Erstgrad-Angehörigen tragen ein im Vergleich zu Kontrollpersonen etwa dreifach erhöhtes Risiko, selbst an einer Demenz zu erkranken (Van Duijn et al., 1993). Dies wird immer wieder voreilig als Beweis für eine hereditäre Komponente interpretiert (z. B. Nöthen, 1994). Eine Studie von Richard Mayeux und Kollegen hat jedoch zeigen können, daß ein erhöhtes Alzheimer-Erkrankungsrisiko völlig unabhängig davon besteht, ob Angehörige an einer Alzheimer-Demenz oder an einer anderen neurologischen Erkrankung erkrankt waren (Mayeux et al., 1991). Da das Vorhandensein von Erstgrad-Angehörigen mit einer neurologischen Erkrankung das Alzheimer-Erkrankungsrisiko **unabhängig von der Art dieser neurologischen Erkrankung** erhöht, muß davon ausgegangen werden, daß nichtgenetische Faktoren, möglicherweise psychosoziale Streßfaktoren, eine wichtige Rolle bei der Transmission von Demenz-Erkrankungen spielen können.

- **Genetische Auffälligkeiten nur bei kleiner Minderheit**

Bei Patienten mit einer vermuteten "Familiären Alzheimer-Demenz" (FAD) wird seit Jahren nach verantwortlichen Genen gesucht. Eine 1987 als "FAD-Gen" (St George-Hyslop et al., 1987) publizierte genetische Aufälligkeit auf Chromosom 21, deren Position außerhalb des APP-Gens lag, hat sich mittlerweile als nichtexistent herausgestellt (Schellenberg et al., 1988; Schellenberg et al., 1991; Schellenberg et al., 1993). Eine später beschriebene Mutation in Aminosäure-Position 717 des Amyloid-Prekursor-Protein-Gens (Goate et al., 1991), deren Pathogenität noch unbewiesen ist, fand sich vor allem bei Patienten mit der seltenen familiären Form der Erkrankung und zugleich frühem Erkrankungsbeginn. Von Mutationen des APP-Gens ist nur eine kleine Untergruppe von etwa 5% aller FAD-Patienten betroffen (Van Duijn et al., 1991; Schellenberg et al., 1991; Schellenberg 1992; Schellenberg et al., 1992; Kamino et al., 1992; Brice et al., 1993), wobei FAD-Patienten ihrerseits, wie erwähnt, nur 6-7% aller Alzheimer-Patienten repräsentieren. Auch von einer auf Chromosom 14 beschriebenen, derzeit noch nicht näher charakterisierten genetischen Auffälligkeit ist lediglich eine kleine Untergruppe von FAD-Patienten, bevorzugt solche mit frühem Erkrankungsbeginn betroffen (Schellenberg et al., 1992; 1993; Schellenberg, 1992). Bei Fällen mit familiärer Häufung und spätem Erkrankungsbeginn wurde eine genetische Auffälligkeit auf Chromosom 19 beschrieben (Pericak-Vance et al., 1991; Schellenberg 1992). 40-50% aller Patienten mit der familiären Form der Erkrankung und spätem Erkrankungsbeginn sollen von dieser Auffälligkeit auf Chromosom 19 betroffen sein (Farrer und Stice, 1993).

Sporadische Alzheimer-Demenz	Familiäre Alzheimer-Demenz
Keine Häufung von Alzheimer-Erkrankungen unter Erstgrad-Angehörigen	Mehrere Alzheimer-Erkrankungsfälle unter Erstgrad-Angehörigen
Kein Hinweis auf Erbfaktoren	Beteiligung von Erbfaktoren möglich
> 90% aller Erkrankungsfälle	< 10% aller Erkrankungsfälle

Abb. 4. "Sporadische" und "familiäre" Alzheimer-Demenz.

- **Genetische Faktoren von untergeordneter Bedeutung**

Insgesamt ist nur eine sehr kleine Subgruppe aller Alzheimer-Patienten von einer der genannten genetischen Veränderungen betroffen. Genetische Aspekte spielen bei der Alzheimer-Demenz daher, epidemiologisch gesehen, eine absolut untergeordnete Rolle (Murphy, 1992). Der Beweis, daß eine der bislang beschriebenen, äußerst selten vorkommenden genetischen Mutationen pathogen ist, wurde bislang nicht erbracht. Es könnte durchaus sein, daß ein Teil von angeblichen FAD-Patienten tatsächlich an anderen neurologischen Erkrankungen leidet, die mit einer Demenz verbunden sein können und bei denen Erbfaktoren bekanntermaßen eine Rolle spielen. Zu solchen familiären Erkrankungen, bei denen eine Demenz auftreten kann, zählen u. a. die Adrenoleukodystrophien, der Morbus Fahr, Mitochondriale Enzephalopathien, die Myotonische Dystrophie oder spongioforme Enzephalopathien wie das Gerstmann-Sträussler-Syndrom (Übersichtsarbeit siehe Friedland, 1993; Übersichtsarbeit zu spongioformen Enzephalopathien bei Kretzmar und Dahme, 1990).

Zusammenfassung

Wichtigstes "Alltagssymptom" der Alzheimer-Demenz ist die **Hilflosigkeit**. Kognitive Kernsymptome am Beginn der Erkrankung sind Gedächtnisstörungen, Probleme beim allgemeinen Verständnis und bei der Auffassungsgabe, Schwierigkeiten beim Ausführen von Tätigkeiten, Wortfindungsstörungen sowie Probleme bei der örtlichen und zeitlichen Orientierung. Diese Symptome können einzeln oder in beliebiger Kombination auftreten. Bei den meisten Patienten kündigt sich die Erkrankung bereits vor dem Einsetzen von Kernsymptomen durch nichtkognitive Frühsymptome an. Nichtkognitive Frühsymptome treten als Apathie, emotionaler Rückzug, Motivationsverlust, Reizbarkeit und Stimmungslabilität auf. Im Verlauf der Erkrankung gesellen sich zu den kognitiven Kernsymptomen neurologische und psychiatrische Symptome hinzu. Die Alzheimer-Demenz beginnt schleichend, ihr Verlauf ist langsam progredient, längere stabile Phasen (Plateauphasen) kommen vor. Geringgradige Schwankungen der Symptomatik (Fluktuationen) sind möglich. Starke Fluktuationen der Symptomatik sind allerdings das typische Zeichen einer vaskulären Demenz und schließen eine Alzheimer-Demenz aus. Entgegen einer weitverbreiteten Auffassung bestehen hinsichtlich Symptomatik und Verlauf der Erkrankung keine Unterschiede zwischen der Erkrankung mit frühem und spätem Erkrankungsbeginn oder zwischen den nichtfamiliären und der seltenen familiären Form der Erkrankung.

3 Neurobiologie der Alzheimer-Erkrankung

3.1 Vorbemerkung zur kortikalen Organisation neuropsychologischer Funktionen

- **Prinzipien neuronaler Informationsübertragung**

Informationen werden im Zentralen Nervensystem als Sequenzen von elektrischen Einzelimpulsen kodiert, welche von Nervenzellen ausgehen, entlang von Nervenzell-Fortsätzen (die als Neuriten bezeichnet werden) fortgeleitet und an Synapsen übertragen werden (Übersichtsarbeiten bei Eccles, 1992; Flohr 1991, 1992). An spezialisierten Kontaktstellen mit anderen Nervenzellen, den sogenannten Synapsen, führt ein überschwelliger elektrischer Impuls zur Freisetzung von Überträgerbotenstoffen (den sogenannten Neurotransmittern) aus Vesikeln der präsynaptischen Membran in den synaptischen Spalt und veranlaßt dadurch eine biochemische und elektrische Aktivierung der postsynaptischen Membran und damit einer benachbarten Nervenzelle. Vom Morse-Kode unterscheidet sich die Informationsweiterleitung des ZNS durch eine vielfach größere Vielfalt zeitlicher Sequenzmuster bei der Aussendung von Impulsen, durch die Fähigkeit, Informationen über tausende von Verbindungen parallel weiterzugeben und parallel zu verarbeiten, und durch die Möglichkeit, zusätzlich zu einer O/1- bzw. Ja/Nein-Kodierung eine quantitative Modulation der synaptischen Transmission vornehmen zu können (Übersichtsarbeiten bei Eccles, 1992; Flohr 1991, 1992).

- **Die Long-Term-Potentiation**

Als "Long-term-potentiation" oder "LTP" wird die Fähigkeit bestimmter Synapsen bezeichnet, auf Reize quantitativ abgestuft zu reagieren. Die LTP ist eine entscheidende Voraussetzung für eine hierarchische Speicherung von Informationen verschiedener Wertigkeit und hat für die Gedächtnisbildung größte Bedeutung (Übersichtsarbeiten bei Eccles, 1992; Flohr, 1991, 1992). Die LTP wurde an kultivierten Gewebsschnitten von entorhinalem Kortex und Hippokampus entdeckt, kommt jedoch im gesamten Kortex vor. An exzitatorischen Synapsen solcher Gewebsschnitte, die den Neurotransmitter Glutamat verwenden, wurde das Phänomen beobachtet, daß an einer Synapse hochfrequent ("tetanisch") eintreffende Impulse die elektrischen Eigenschaften dieser Synapse über einen langen nachfolgenden Zeitraum hinweg verändern. Die Veränderung besteht darin, daß nachfolgende einfache Erregungen an ebendieser Synapse zu einer Amplitudenerhöhung des exzitatorischen postsynaptischen Potentials (EPSP) führen. Da es nach einer "tetanischen" Reizung auch zu einer morphologischen Vergrößerung der synaptischen Fläche und zur Bildung neuer Synapsen kommen kann, ist die LTP der glutamatergen Synapse vermutlich nicht nur das molekulare Korrelat der Gedächtnisbildung, sondern auch der bedienungsabhängigen Synapsenstabilisierung und Synapsenneubildung (Eccles, 1992; Flohr, 1991, 1992).

- **Neuronale Funktionseinheiten (Assemblies, Dendrons)**

Im Zentralnervensystem von außen eintreffende Informationen wie z. B. optische, akustische oder sensible Eindrücke werden im Gehirn zunächst zu primärsensorischen Hirnrinden-Arealen geleitet, in denen eine jeweils unimodale, also z. B. rein optische, rein akustische oder rein sensible Reizverarbeitung stattfindet. Von diesen primärsensorischen Hinrrindenarealen erfolgt eine kortiko-kortikale Weiterleitung in jeweils direkt benachbarte, sogenannte parasensorische Assoziations-Felder, bei denen es sich ebenfalls noch um unimodale, d.h. nur eine Sinnesmodalität verarbeitende Felder handelt. Hier entstehen erste unimodale Gestalteindrücke (Übersichtsarbeiten bei Geschwind, 1965; Flohr 1991, 1992).

Informationen werden im Zentralnervensystem (ZNS) als assoziative Muster in kleinen Nervenzellverbänden (sogenannten "assemblies" oder "Dendrons") kodiert und können so ins Bewußtsein gelangen (Eccles, 1992). Jeweils etwa 100 kolumnar angeordnete pyramidale Neurone (Nervenzellen) der Rindenschichten II, III und V bilden jeweils eine synaptisch eng verschaltete neuronale Funktionsgruppe, wobei jedes dieser "Dendrons" einen Durchmesser von etwa 200-300 µm hat (Eccles, 1992). Auf der menschlichen Hirnrinde befinden sich ca. 40 Millionen solcher Dendrons (Eccles, 1992).

- **Unimodale, polymodale und supramodale Reizverarbeitung**

Das Prinzip der sequentiellen Verarbeitung von Sinnesreizen, zunächst in primärsensorischen Arealen und daran anschließend in parasensorischen Assoziationsfeldern, wurde um die Jahrhundertwende von dem Leipziger Neuropathologen Paul Flechsig entdeckt und wird als Flechsig-Regel bezeichnet. Komplexere Wahrnehmungen und Denkinhalte, welche die Grenze **einer** Sinnesmodalität überschreiten, kommen durch Nervenfaser-Verbindungen zwischen unimodalen parasensorischen Assoziationsfeldern zustande. Diese Verbindungen führen zu multimodalen (die Grenze **einer** Sinnesmodalität überschreitenden) Vernüpfungen und zu entsprechenden Bewußtseinseindrücken. So ermöglichen es beispielsweise die Fasern des Fasciculus arcuatus, welche vom visuellen Assoziationskortex der Okzipitalrinde nach vorne zum präzentral gelegenen motorischen Assoziationskortex ziehen, einen gesehenen Gegenstand im Zusammenhang mit seinem möglichen motorischen Gebrauch zu erkennen. Zusätzliche Faserverbindungen zur Sprachregion des Temporallappens ermöglichen die Benennung sowohl des gesehenen Gegenstandes als auch seiner Gebrauchsmöglichkeiten (Übersichtsarbeiten bei Geschwind, 1965; Poeck, 1989).

- **Bedeutung kortikokortikaler Verbindungsbahnen**

Polymodale Assoziationsnetze, die durch Verbindungen zwischen unimodalen Assoziationsfeldern entstanden sind, sind ihrerseits untereinander weiter vernetzt und resultieren in zunehmend abstrakten, "supramodalen" Denk- und Bewußtseinsinhalten (Geschwind, 1965; Poeck, 1989). Zahlreiche assoziative Muster konstituieren so ein inneres Abbild der äußeren Welt, mit welchem neue Eindrücke fortlaufend abgeglichen werden (Carpenter und Grossberg, 1993). Assoziative Bahnen sämtlicher Modalitäten konvergieren im Bereich des inferioren Parietal- und des Temporallappens zum entorhinalen Kortex hin und ziehen über den "perforant pathway" in den Hippokampus, welcher seinerseits engen Kontakt zum Mandelkern (Amygdala) hat. Diese über den entorhinalen Kortex laufenden Nervenfaserbahnen zwischen den parietotemporalen Assoziationsfeldern des Neokortex und den phylogenetisch älteren Anteilen des limbischen Systems sind von entscheidender Bedeutung für die motivationale Verstärkung kognitiver Prozesse sowie für die Speicherung kognitiver und affektiver Erinnerungsspuren (Übersichtsarbeiten bei Geschwind, 1965; Hyman et al., 1990; LeDoux, 1993; Squire et al., 1993; Zola-Morgan und Squire, 1993; Carpenter und Grossberg, 1993;).

- **Fokale Schädigung versus kortikokortikale Diskonnektion**

Klassische, aus dem Studium von Trauma- und Infarktpatienten entstandene Konzepte der Neuropsychologie, denen zufolge jede Hirnfunktion einen wohldefinierten anatomischen Ort hat, sind im Falle höherer, poly- und supramodaler neuropsychologischer Funktionen nur begrenzt anwendbar (eine Ausnahme bilden lediglich bestimmte Sprachstörungen, die sich mit Läsionen in gutdefinierten perisylvinischen Arealen korrelieren lassen). Da assoziative Leistungen vor allem auf der Verbindung verschiedener parasensorischer Assoziationsfelder untereinander beruhen, kommt es vor allem dann zu entscheidenden Einbußen höherer neuropsychologischer Leistungen, wenn Hirnareale voneinander diskonnektiert werden. Diskonnektions-Syndrome können dadurch entstehen, daß Hirnareale durch eine Unterbrechung kortikokortikaler Bahnen oder durch einen Untergang von Synapsen ihrer Vernetzung beraubt werden (Geschwind, 1965; Poeck, 1989). Die Kenntnis des Diskonnektions-Konzeptes ermöglicht ein vertieftes Verständnis der Alzheimer-Demenz, bei der es durch Untergang von Synapsen zu einer kortikokortikalen Diskonnektion kommt.

3.2 Verminderung der kortikalen Synapsendichte

Zahlreiche Untersuchungen der letzten Jahre kamen zu dem Ergebnis, daß der Rückgang der kortikalen Synapsendichte eng mit dem Auftreten der Demenz und mit ihrem klinischen Schwergrad korreliert. Die Abnahme der kortikalen Synapsendichte gilt daher heute als das primäre morphologische Korrelat der Alzheimer-Demenz (Gonatas et al., 1967; Bertoni-Freddari et al., 1989; DeKosky und Scheff, 1990; Bugiani et al., 1990; Probst et al., 1991; Honer et al., 1992; Masliah et al., 1991, 1992, 1993, 1994; Terry et al., 1991; Lassmann et al., 1992; Lippa et al., 1992; Scheff und Price, 1993; Scheff et al., 1993; Zhan et al., 1993; Clinton et al., 1994; Übersichtsarbeiten bei Fischer und Lassmann, 1991; Fischer et al., 1991; Bauer und Berger, 1993; Masliah und Terry, 1993; Bauer, 1994). Buell und Coleman hatten bereits Ende der 70er Jahre einen indirekten Hinweis auf eine Verminderung der synaptischen Dichte bei Alzheimer-Dementen gefunden. Sie konnten zeigen, daß die Fähigkeit zur dendritischen Aussprossung von Nervenzell-Fortsätzen, die ein Indikator der synaptischen Neubildungsfähigkeit ist, im normalen Alter bei zahlreichen Nervenzellen erhalten bleibt, bei Alzheimer-Patienten jedoch verlorengegangen ist (Buell und Coleman, 1979 und 1981; siehe auch Senitz 1990).

Die stärkste Ausprägung des Synapsenverlustes bei der Alzheimer-Demenz zeigt sich in den parietotemporalen und frontalen Kortexarealen, also gerade in jenen Arealen, die für assoziative kognitive Funktionen von besonderer Bedeutung sind (siehe Kapitel 3.1). Folge des Synapsenverlustes bei der Alzheimer-Demenz ist ein kortikokortikales Diskonnektions-Syndrom (De Lacoste und White, 1993; Rebeck und Hyman, 1993), welches sich interessanterweise auch elektroenzephalographisch nachweisen läßt (Leuchter et al., 1992). Zu Lebzeiten durchgeführte magnetresonanzspektroskopische und PET-gestützte Messungen an Alzheimer-Patienten zeigen, daß eine Störung des synaptischen Metabolismus bereits im Frühstadium der Alzheimer-Demenz nachweisbar ist (Murphy et al., 1993).

Die Ursachen der synaptischen Schädigung sind derzeit noch unklar. Training und Gebrauch neurologischer und neuropsychologischer Funktionen sind für den Erhalt von Synapsen von entscheidender Bedeutung (siehe Kapitel 5). Daher könnten unter anderem auch psychosoziale Faktoren eine wichtige Rolle für den Erhalt von Synapsen spielen (Übersichtsarbeiten bei Renner und Rosenzweig, 1987; Swaab, 1991). Außerdem scheinen in Alzheimer-Hirnen nachgewiesene Immunbotenstoffe einen Beitrag zur Degeneration von Nervenzellen und ihrer Synapsen zu leisten (Campbell et al., 1993) (siehe Kapitel 3.3).

3.3 Hinweise auf ein chronisch-entzündliches bzw. immunologisches Geschehen

In den Hirnen von Alzheimer-Patienten finden sich vielfältige Hinweise auf einen immunologischen bzw. chronisch-entzündlichen Prozeß (Abb. 5). Für ein Immungeschehen sprechen aktivierte Zellen des hirneigenen Immunsystems, der körpereigene Immunmediator Interleukin-6 sowie Akutphaseproteine und Komplementfaktoren (Übersichtsarbeiten bei McGeer et al., 1989; Bauer und Berger, 1993; Kalaria, 1993; Bauer, 1994). Interleukin-6 und Komplementfaktoren sind spezifische, mit dem Auftreten der Demenz eng korrelierte Elemente (Bauer et al., 1991; Rogers et al., 1992; Wood et al., 1993). Während sich Amyloid-Plaques und neurofibrillär degenerierte Nervenzellen in z. T. erheblichem Ausmaß auch in den Hirnen nichtdementer älterer Personen nachweisen lassen (siehe Kapitel 3.7), finden sich Interleukin-6 und aktivierte Komplementfaktoren nur in den Kortizes dementer Personen, nicht aber in den Hirnen nichtdementer älterer Menschen (Bauer et al., 1991; Strauss et al., 1992; Rogers et al., 1992; Wood et al., 1993). Interleukin-6 führt nachgewiesenermaßen zu schweren neurodegenerativen Veränderungen (Campbell et al., 1993).

• Aktivierte Mikroglia	• Interleukin-6
• Aktivierte Astrozyten	• Akutphaseproteine
	• Aktivierung des Komplementsystems

Abb. 5. Hinweise auf ein chronisch-entzündliches bzw. immunologisches Geschehen in den Hirnen von Alzheimer-Patienten.

- **Zellen des Immunsystems**

Zu den Zellen des hirneigenen Immunsystems zählen Mikroglia und Astrozyten. Mikroglia sind Freßzellen (sog. Makrophagen) und Herstellungsorte von Immunbotenstoffen (von sog. Zytokinen). Astrozyten produzieren ebenfalls Immunbotenstoffe. Sie sind außerdem an der Bildung der Blut-Hirn-Schranke beteiligt. Darüberhinaus können sie von Nervenzellen gebildete Botenstoffe aufnehmen und regulieren das biochemische Hirngewebsmilieu (Übersichtsarbeiten zu Mikroglia und Astrozyten bei Streit et al., 1988; Perry und Gordon, 1988; Kimelberg und Norenberg, 1989; Wilkin et al., 1990).

Mikroglia und Astrozyten spielen eine bedeutende Rolle im Rahmen der Alzheimer-Pathologie (Übersichten bei Perusini, 1909; Simchowicz, 1911; Alzheimer, 1911; siehe auch Frederickson, 1992). Probst beobachtete, daß die früheste Plaqueform, die sogenannten diffusen Plaques (siehe Kapitel 3.5), eine zentrale aktivierte Mikrogliazelle enthalten können (Probst et al., 1987). In der Randzone diffuser Plaques wurden Astrozyten beschrieben, die offenbar ebenfalls an der Plaque-Entstehung mitwirken (Probst et al., 1987; Wisniewski et al., 1989; Miyazono et al., 1991). Eine Aktivierung von Astrozyten in größerem Ausmaß läßt sich vor allem beim Übergang vom frühesten Plaquestadium zu "reiferen" Plaqueformen (siehe Kapitel 3.5), also beim Übergang vom diffusen zum primitiven Plaque beobachten (Ikeda et al., 1989; Mandybur und Chiurazzi, 1990; Yamaguchi et al., 1991). Eine starke, möglicherweise im Sinne einer Reaktionsbildung zu sehende Häufung von Mikroglia und Astrozyten findet sich in voll entwickelten primitiven und klassischen Plaques (siehe Kapitel 3.5) (Wisniewski und Terry, 1973; Itagaki et al., 1989; Miyazono et al., 1991; Perlmutter et al., 1992; Dickson et al., 1993).

Außerhalb von Plaques lassen sich im Grundgewebe (Neuropil) der Kortizes von Alzheimer-Patienten kleine Gruppen ("Nester") von Mikroglia und Monozyten antreffen. Letztere waren es vermutlich, welche von Alzheimer und seinen Schülern als "Stäbchenzellen" bezeichnet wurden (Perusini, 1909; Simchowicz, 1911). Diese Beobachtung wurde neuerdings von Wisniewski wieder bestätigt (Wisniewski und Weigel, 1993). Alzheimers Schüler Simchowicz beschrieb darüberhinaus "Gliazellen, welche in großen Massen die Ganglienzellen (synonym für Nervenzellen, der Verfasser) umlagern". Er zitierte Beobachtungen Alzheimers, denen zufolge Gliazellen zur "Totenladenbildung" um Nervenzellen herum fähig seien (Simchowicz, 1911). Diese Beobachtungen erinnern an die heute als "synaptic stripping" beschriebene Fähigkeit von Mikroglia und Monozyten, beschädigte Nervenzellen einzukreisen und zu vernichten (Streit et al., 1988). Möglicherweise beruht das neurotoxische Potential von Mikroglia dabei unter anderem auch auf glutamaterger Exzitotoxizität (Piani et al., 1991). Obwohl Mikroglia zur Synthese von Amyloid-Prekursor-Protein (siehe Kapitel 3.5) grundsätzlich in der Lage sind (Bauer et al., 1991), scheinen sie in den Hirnen von Alzheimer-Patienten keinen besonderen Beitrag zur Synthese von APP zu leisten (Perlmutter et al., 1991; Scott et al., 1993).

- **Akutphaseproteine und Komplementfaktoren**

Eindeutige Hinweise auf ein Immungeschehen ergeben sich auch daraus, daß die Kortizes von Alzheimer-Patienten Akutphaseproteine und aktivierte Faktoren des Komplementsystems enthalten. Als "Akutphaseproteine" werden verschiedene Proteine bezeichnet, deren Synthese im Rahmen einer entzündlichen Reaktion vermehrt ist. Zu einer Induktion der Akutphaseprotein-Synthese kommt es normalerweise nur bei der "Akutphasereaktion", einer aus Fieber, Leukozytose, vermehrter Akutphaseprotein-Synthese und weiteren Veränderungen bestehenden unspezifischen Reaktion des Körpers auf unterschiedliche Schädigungen wie Traumen, Infektionen und Tumore (Übersichtsarbeit bei Kushner, 1991). Eine dauerhafte Akutphaseprotein-Synthese wird nur bei chronisch-entzündlichen Prozessen und bei einigen Tumorerkrankungen beobachtet. Als "Komplementsystem" wird eine Gruppe von Proteinen bezeichnet, die im Rahmen einer Abwehrreaktion des Körpers bei Infektionen oder nach Traumen aktiviert werden. Bei einer Aktivierung des Komplementsystems werden verschiedene Komplementproteine kaskadenartig nacheinander in eine aktive Form überführt und bilden schließlich eine Verbindung, die als "Membrane attack complex" fremde Zellen, aber auch körpereigenes Gewebe zerstören kann (Übersichtsarbeit bei Müller-Eberhard, 1985).

- **Akutphaseproteine**

In Plaques nachgewiesene Akutphaseproteine sind der Proteaseinhibitor Alpha1-Antichymotrypsin (Probst et al., 1987; Abraham et al., 1988; Rozemuller et al., 1991), die Komplementkomponente C3 (Giometto et al., 1988; Rozemuller et al., 1990), der Schwermetall- und Sauerstoffradikalenfänger Metallothionein (Duguid et al., 1989) sowie Apolipoprotein E (Diedrich et al., 1991), welches dem Transport von Cholesterin und Lipiden dient und im Gehirn eine besondere Rolle bei Reparaturvorgängen spielt (Übersichtsarbeiten zu Apolipoprotein E bei Zannis, 1986; Mahley, 1988). Die Synthese des in Plaques gefundenen Alpha1-Antichymotrypsins erfolgt in Astrozyten (Probst et al., 1987; Pasternak et al., 1989; Koo et al., 1991) und scheint sowohl in frühen als auch in späten Stadien der Plaqueformation (siehe Kapitel 3.5) nachweisbar zu sein (Shoji et al., 1991). Die Plasmaspiegel einzelner Akutphaseproteine wie z. B. jener von Alpha1-Antichymotrypsin oder von Alpha1-Antitrypsin liegen bei Alzheimer-Dementen nur äußerst geringfügig über jenen alterskorrelierter gesunder Personen (Hinds et al., 1994; Wetterling und Tegtmeyer, 1994) und eignen sich daher nicht als periphere Marker.

Neben den genannten Akutphaseproteinen enthalten Plaques von Alzheimer-Patienten den Proteinase-Inhibitor Alpha2-Makroglobulin (Bauer et al., 1991; Strauss et al., 1992; Van Gool et al., 1993). Im Gegensatz zu verschiedenen Tierspezies gehört Alpha2-Makroglobulin beim Menschen nicht zur Gruppe der Akutphaseproteine. Alpha2-Makroglobulin hat das breiteste Wirkungsspektrum aller im menschlichen Körper produzierten Proteinaseinhibitoren (Übersichtsarbeit bei Sottrup-Jensen, 1989). Es hat zusätzlich eine Funktion als Bindungsprotein von Nervenwachstumsfaktoren, Immunbotenstoffen und Hormonen. Sein auf Neuronen und Gliazellen vorhandener Rezeptor (Moestrup et al., 1992), dessen Synthese in den Kortizes von Alzheimer-Patienten erhöht ist (Tooyama et al., 1993), ist identisch mit einem Lipoprotein-Rezeptor, dem low-density-lipoprotein receptor related protein / LRP (Kristensen et al., 1990). Der Alpha2-Makroglobulin-Rezeptor kann nicht nur Alpha2-Makroglobulin, sondern auch Apolipoprotein E binden (Beisiegel et al., 1991; Kowal et al., 1989).

- **Komplementfaktoren**

Den ersten Hinweis auf Komplementkomponenten in den Kortizes von Alzheimer-Patienten fanden Eikelenboom und Stam bereits Anfang der 80er Jahre (Eikelenboom et al., 1980; Eikelenboom und Stam, 1982). In den Hirnen von Alzheimer-Patienten wurden in Plaques sowie an degenerierenden Nervenfortsätzen nahezu sämtliche Komponenten nachgewiesen, die an der Aktivierung des Komplementsystems über den sogenannten "klassischen Weg" beteiligt sind (Übersicht bei McGeer et al., 1989). Nachgewiesen wurden die aktivierten Formen der Komplementfaktoren C1, C3, C4, C7, C9 einschließlich des sogenannten Membrane-Attack-Complex C5b-9 (Übersichtsarbeiten bei McGeer et al., 1989; McGeer und Rogers, 1992). Die Aktivierung des Komplementsystems hat normalerweise das Auftreten von Immunkomplexen zur Voraussetzung. In den Hirnen von Alzheimer-Patienten scheint die Aktivierung jedoch offenbar unabhängig von der Bildung von Immunkomplexen zu sein, da das ßA4-Protein in seiner aggregierten Form offenbar in der Lage ist, direkt an C1q zu binden und damit den klassischen Aktivierungsweg des Komplementsystems zu initiieren (Rogers et al., 1992). Die Aktivierung des Komplementsystems hat offenbar deutliche degenerative Veränderungen zur Folge (Rogers et al., 1992).

- **Interleukin-6**

Da die vermehrte Synthese von Akutphaseproteinen außerhalb des Hirns in erster Linie durch den körpereigenen Immunbotenstoff Interleukin-6 inganggesetzt wird (Bauer et al., 1988; Bauer et al., 1989; Übersichtsarbeiten bei Bauer 1989; Bauer und Herrmann, 1991), lag es nahe, im Gehirn von Alzheimer-Patienten nach Immunbotenstoffen wie Interleukin-6 zu suchen. Interleukin-6 wurde in den Hirnen von Alzheimer-Patienten nicht nur in Plaques, sondern auch als Randsaum um große kortikale Ganglienzellen herum immunhistochemisch nachgewiesen (Bauer et al., 1991; Strauss et al., 1992; Bauer et al., 1992; Berkenbosch et al., 1992) (Abb. 6). Die Gegenwart von Interleukin-6 in Alzheimer-Kortizes wurde sowohl immunhistochemisch (d.h. durch direkten Nachweis mit einem spezifischen Antikörper) als auch durch sogenannte Western-Analysen (d.h. durch analytische Auftrennung von Hirn-Homogenaten mittels einer Gelelektrophorese und anschließende Erkennung einzelner Komponenten durch einen Antikörper) bestätigt (Wood et al., 1993). Frühere Berichte über eine angeblich vermehrte Synthese des Immunmediators Interleukin-1 (Griffin et al., 1989) haben sich demgegenüber nicht bestätigen lassen (Strauss et al., 1992; Wood et al., 1993).

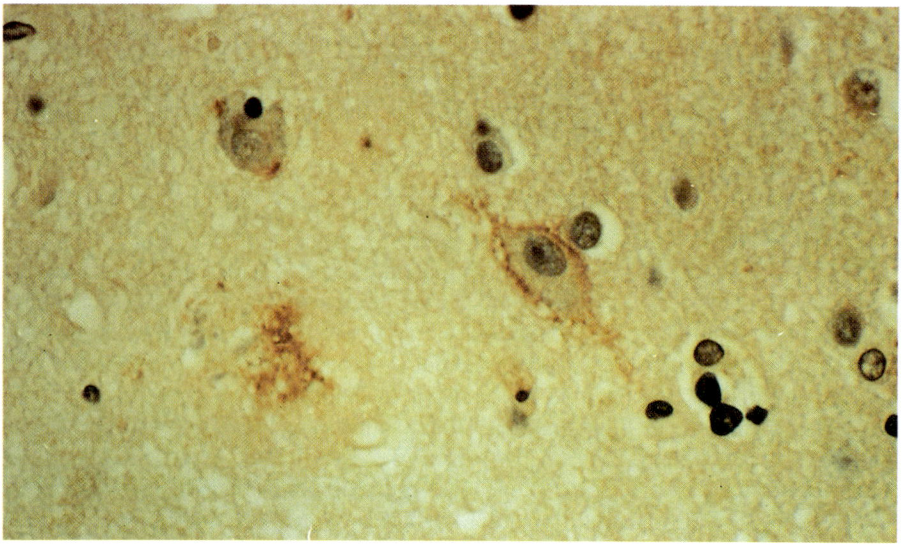

Abb. 6. Mikroskopische Aufnahme eines Hirnschnittes eines Alzheimer-Patienten. Der Immunbotenstoff Interleukin-6 wurde mit einem spezifischen Antikörper sichtbar gemacht. Zu sehen ist Interleukin-6 in einem Plaque (links) sowie als Randsaum um eine Nervenzelle herum (rechts). Aufnahme hergestellt in Zusammenarbeit mit Prof. Volk, Abteilung Neuropathologie der Universität Freiburg.

- **Spezifität von Interleukin-6**

In den Kortizes von **nicht**dementen älteren Personen ist Interleukin-6 nicht nachweisbar (Bauer et al., 1991; Strauss et al., 1992; Wood et al., 1993). Dies spricht dafür, daß eine Interleukin-6-vermittelte Immunreaktion ein spezifisches, mit dem Auftreten der Demenz korreliertes Element der Alzheimer-Pathogenese ist. Am Modell einer sogenannten transgenen Maus konnte darüberhinaus gezeigt werden, daß Interleukin-6 im Gehirn zu massiven neurodegenerativen Veränderungen führt (Campbell et al., 1993). Daher muß angenommen werden, daß Interleukin-6 bei der Alzheimer-Demenz eine pathogenetische Rolle spielt. Möglicherweise ergeben sich hier in der Zukunft therapeutische Möglichkeiten, entweder durch eine Hemmung der zerebralen Interleukin-6-Synthese oder durch eine Beeinflussung von Auswirkungen, die durch Interleukin-6 verursacht werden. Voraussetzung hierfür ist allerdings eine weitere Erforschung der Ursachen und der Effekte der vermehrten Interleukin-6-Synthese in den Hirnen von Alzheimer-Patienten.

- **Ursachen einer erhöhten Interleukin-6-Synthese**

Wodurch die Synthese von Interleukin-6 in Alzheimer-Hirnen induziert wird, ist derzeit noch unklar. Zentralnervöse Syntheseorte von Interleukin-6 sind stimulierte Mikroglia und Astrozyten (Frei et al., 1989; Altstiel und Sperber, 1991). Die Synthese von Immunmediatoren wie Interleukin-6 wird normalerweise nur als Reaktion auf akute bakterielle oder virale Infektionen oder nach Traumen ingangesetzt und wird unter normalen Umständen nach wenigen Stunden wieder beendet.

Hinweise auf eine virale oder bakterielle Infektion finden sich bei der Alzheimer-Demenz nicht. Allerdings steigen die basalen Interleukin-6-Serumspiegel bei gesunden Personen mit zunehmendem Lebensalter von sich aus etwas an (Ershler et al., 1993; Hager et al., 1994; Übersicht bei Ershler, 1993). Dies könnte darauf hindeuten, daß die normalerweise strenge Kontrolle der Synthese von Interleukin-6 im Alter etwas gelockert ist.

Tierexperimentelle Studien zeigen, daß neben viralen und bakteriellen Stimuli auch psychischer Streß zu einer Erhöhung der Plasmaspiegel von Interleukin-6 führt (LeMay et al., 1990; Zhou et al., 1993). Verschiedene Neurotransmitter wie Adrenalin (DeRijk et al., 1994), Noradrenalin (Maimone et al., 1993; Norris und Benveniste, 1993) und der Glutamat-Agonist Kainat (Minami et al., 1991), aber auch das Neuropeptid VIP (Vasoaktives Intestinales Peptid) (Maimone et al., 1993) sind in der Lage, die kortikale Synthese von Interleukin-6 zu stimulieren. Interleukin-6 scheint daher ein "Psyche-naher" Immunbotenstoff zu sein und als Mediator eines psychoimmunologisches Geschehens in Frage zu kommen. Auch die Synthese des in den Kortizes von Alzheimer-Patienten vermehrten Akutphaseproteins Metallothionein (Duguid et al., 1989) ist durch psychischen Streß induzierbar (Hidalgo et al., 1990; Giralt et al., 1993).

- **Effekte von Interleukin-6**

Zu den bisher bekannten physiologischen Effekten von Interleukin-6 zählt die Induktion der Synthese von Akutphaseproteinen, die Stimulation der Immunglobulinsynthese in B-Zellen, die Aktivierung von T-Zellen sowie die Stimulation der Hämatopoese (Übersichtsarbeiten bei Bauer, 1989; Bauer und Hermann, 1991). In kultivierten Nervenzellen führt Interleukin-6 zur Aufregulation der Synthese von Metallothionein (Bauer et al., 1993). Dies zeigt, daß Interleukin-6 offenbar auch im ZNS die Synthese von Akutphaseproteinen stimulieren kann und vermutlich an der Induktion der Synthese der in Alzheimer-Kortizes nachgewiesenen Akutphaseproteine beteiligt ist. Ob Interleukin-6 in Alzheimer-Kortizes auch zur vermehrten Synthese von Immunglobulinen führt, ist unbekannt. Diese Frage bedarf, vor allem mit Blick auf den angeblichen Nachweis von antineuronalen Auto-Antikörpern in Alzheimer-Hirnen (Chapman et al., 1991), noch einer Klärung.

- **Neurodegenerative Effekte von Interleukin-6: Die transgene IL-6-Maus**

Unabhängig davon, welche Effekte Interleukin-6 im Gehirn im einzelnen ausübt, konnte anhand des Modells einer transgenen Maus zweifelsfrei gezeigt werden, daß die vermehrte zentralnervöse Synthese von Interleukin-6 schwere neurodegenerative Veränderungen nach sich zieht (Campbell et al., 1993). Daher muß von einer möglicherweise entscheidenden pathogenetischen Rolle dieses Immunbotenstoffs bei der Alzheimer-Demenz ausgegangen werden. Für die pathogenetische Bedeutung von Interleukin-6 spricht auch, daß eine anhaltende Vermehrung dieses Zytokins ein pathogenetischer Faktor verschiedener anderer chronischer Erkrankungen ist, u. a. der Rheumatoiden Arthritis (Hirano et al., 1988), der Psoriasis (Grossman et al., 1989), der membranoproliferativen Glomerulonephritis (Horii et al., 1989) und des M. Crohn (Mahida et al., 1991).

- **Beziehungen zwischen Alzheimer-Demenz und anderen chronisch-entzündlichen Erkrankungen**

Interessanterweise scheinen Beziehungen zwischen der Alzheimer-Demenz und der Rheumatoiden Arthritis, einer chronisch entzündlichen Erkrankung der Gelenke, zu bestehen. Epidemiologische Untersuchungen einer Arbeitsgruppe um McGeer und Rogers ergaben, daß die Erkrankungs-Prävalenz bezüglich der Alzheimer-Demenz bei Patienten mit Rheumatoider Arthritis deutlich unter jener der Allgemeinbevölkerung liegt. Während in der Allgemeinbevölkerung etwa 2,9% aller Personen jenseits des 64. Lebensjahres von einer Alzheimer-Demenz betroffen sind, liegt der Prozentsatz bei Patienten mit Rheumatoider Arthritis bei nur 0,4 bis 0,5% (McGeer et al., 1990). Interessanterweise handelt es sich bei der Rheumatoiden Arthritis um eine Erkrankung, bei welcher - ganz ähnlich wie bei der Alzheimer-Demenz (siehe Kapitel 3.3) - sowohl der Immunbotenstoff Interleukin-6 als auch Komplementfaktoren eine entscheidende Rolle spielen.

3.4 Neurofibrilläre Degeneration von Nervenzellen

- **Definition der neurofibrillären Degeneration**

Als "neurofibrilläre Degeneration" wird eine besondere Art der Schädigung kortikaler Nervenzellen bezeichnet. Diese von Alzheimer entdeckte Veränderung ist durch das Auftreten intrazellulärer Faserbündel, sogenannter Neurofibrillenbündel, charakterisiert (Alzheimer, 1906, 1907, 1911). Neurofibrillenbündel ziehen in einer betroffenen Nervenzelle vom Zellsoma in die Basis axonaler Fortsätze hinein (Abb. 7). Ultrastrukturell bestehen Neurofibrillenbündel aus Filamenten mit einem Durchmesser von 10-20 nm (Kidd, 1963; Terry et al., 1964), die paarweise helikal verdreht sind und die als "paired helical filaments" / PHF bezeichnet werden (Kidd, 1963). Bestandteile der "paired helical filaments" sind degenerierte Neurofilamente und Mikrotubuli-assoziierte Proteine (Kidd, 1963; Terry et al., 1964; Perry et al., 1985; Sternberger et al., 1985; Wood et al., 1986; Kosik et al., 1986; Grundke-Iqbal et al., 1986; Miller et al., 1986; Matsuyama und Jarvik, 1989).

- **Das Tau-Protein**

Neurofilamente und Mikrotubuli dienen der Nervenzelle als intraneuronale Transportstrukturen für den antero- und retrograden Vesikeltransport entlang der axonalen Nervenfortsätze (Übersichtsarbeiten bei Bauer und Berger, 1993; Bauer, 1994). Voraussetzung für den energieverbrauchenden Vesikel-Transport entlang der Mikrotubuli sind Phosphorylierungen und Dephosphorylierungen der Mikrotubuli-assoziierten Proteine (MAP), insbesondere des sog. tau-Proteins (Übersicht bei Matsuyama und Jarvik, 1989). Die in Neurofibrillenbündeln anzutreffenden Mikrotubuli-assoziierten Proteine (MAP) befinden sich in einem Zustand abnormer Hyperphosphorylierung (Sternberger et al., 1985; Grundke-Iqbal et al., 1986; siehe auch Wolozin et al., 1986; Papasozomenos und Binder, 1987). Diese Hy-

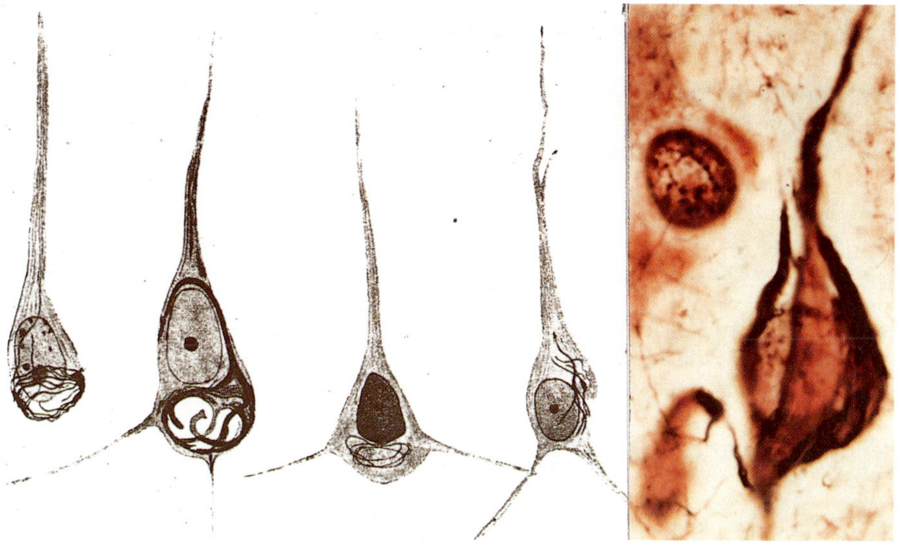

Abb. 7. Die neurofibrilläre Degeneration von Nervenzellen. Die Abbildung zeigt links vier Nervenzellen "mit eigentümlichen Fibrillenveränderungen", die Aloys Alzheimer von einem Hirnschnitt durch das Mikroskop abgezeichnet hatte (Bielschowsky-silbergefärbtes Präparat; Alzheimer 1911). Rechts die Fotografie einer neurofibrillär degenerierten Nervenzelle (Bodian-Färbung eines Hirnschnitt-Präparates; Aufnahme dankenswerter Weise von Prof. Benedikt Volk, Abteilung Neuropathologie der Universität Freiburg, zur Verfügung gestellt).

perphosphorylierung des tau-Proteins führt zu einer strukturellen Destabilisierung der Mikrotubuli (Gustke et al., 1992).

- **Neurofibrilläre Degeneration, neuropil threads und neuritische Degeneration in Plaques: Ausdruck desselben Prozesses?**

Verschiedene Beobachtungen sprechen dafür, daß die neurofibrilläre Degeneration von Nervenzellen mit degenerativen Veränderungen in Zusammenhang steht, die sich abseits von neurofibrillär veränderten Nervenzellen an Nervenfasern (Neuriten) beobachten lassen. Degenerativ veränderte Nervenfasern abseits von neurofibrillär geschädigten Nervenzellen treten einerseits in primitiven Plaques auf (siehe unten, Kapitel 3.5), sie sind aber auch außerhalb von Plaques mitten im Nervengewebe (Neuropil) zu beobachten und werden hier als "neuropil threads", d. h. als "im Nervengewebe liegende Fäden" bezeichnet (Braak et al., 1986; Schmidt et al., 1993). Eine Gemeinsamkeit zwischen neurofibrillär veränderten Nervenzellen, "neuropil threads" und degenerativ veränderten Nervenfasern innerhalb von Plaques besteht darin, daß sie alle das pathologisch hyperphosphorylierte Tau-Protein enthalten (Wood et al., 1986; Cras et al., 1991; Übersichtsarbeit bei Probst et al., 1991; Trojanowski et al., 1993; Davies, 1994). Dies zeigt, daß das hyperphosphorylierte Tau-Protein ein allgemeiner biochemischer Marker geschädigter Nervenzellstrukturen ist. Dies könnte aber umgekehrt auch dafür sprechen, daß es sich bei der neurofibrillären Degeneration, bei den neuropil threads und bei der neuritischen Degeneration um denselben pathologischen Prozeß han-

Erkrankungen, bei denen eine neurofibrilläre Degeneration von Nervenzellen auftritt:

- Blei-Enzephalopathie
- Tuberöse Sklerose
- Morbus Hallervorden-Spatz
- Lipofuszinose
- Subakute sklerotisierende Panenzephalitis
- Morbus Pick
- Alzheimer-Demenz

Abb. 8. Die neurofibrilläre Degeneration ist nicht die Ursache, sondern die Folge eines Schädigungsprozesses. Sie tritt bei verschiedenen Erkrankungen des Gehirns auf.

delt (Yamaguchi et al., 1990; Perry et al., 1991; Schmidt et al., 1993, Su et al., 1993).

- **Die neurofibrilläre Degeneration: nicht Ursache, sondern Folge einer Schädigung**

Bezüglich des Ausmaßes an neurofibrillärer Degeneration besteht eine erhebliche Überlappung der Befunde zwischen nichtdementen und dementen Personen. Alzheimer-Demente sind **im statistischen Mittel** stärker von neurofibrillärer Degeneration betroffen. Zwischen dem Ausmaß neurofibrillärer Degeneration und dem Grad der Demenz besteht eine statistische Korrelation (Braak und Braak, 1991). Die neurofibrilläre Degeneration ist jedoch nicht die Ursache, sondern die **Folge** einer Nervenzellschädigung. Neurofibrilläre Degeneration tritt bei unterschiedlichen neurologischen Erkrankungen (Abb. 8), offenbar als Konsequenz unterschiedlicher primärer Schädigungen, auf (Wisniewski et al., 1979; Eidelberg et al., 1987; Kiuchi et al., 1991; Hof et al., 1994; Übersicht bei Selkoe, 1991). Auch im Falle der Alzheimer-Demenz ist die neurofibrilläre Degeneration von Nervenzellen die **Folge** eines unbekannten primären Schädigungsprozesses (von Braunmühl, 1957; Jellinger et al., 1992). Als ein solcher zugrundeliegender Prozeß wird bei der Alzheimer-Demenz der bereits erwähnte Untergang von Synapsen diskutiert (Masliah et al., 1993).

3.5 Amyloid-Plaques und das Amyloidprotein

- **Definition der Plaques**

Amyloid-Plaques sind diffus in die Hirnrinde und verschiedene andere Hirnregionen eingestreute Herdchen mit einem Durchmesser zwischen 5 und 200 µm (Abb. 9 und 10). Sie bestehen aus extrazellulären Ablagerungen und enthalten verschiedene Komponenten, darunter das Amyloid-Prekursor-Protein (APP) und sein pathologisches Abbauprodukt, das ßA4-Protein (siehe Kapitel 3.5.2; Übersichtsarbeit bei Selkoe, 1992). Es wurde beobachtet, daß Plaques in der

Hirnrinde in kleinen Gruppen kolumnar (d.h. säulenartig) angeordnet sind, wobei einzelne Plaque-Kolumnen ("Plaque-Säulen") senkrecht zur Kortexoberfläche stehen und durch mehrere Rindenschichten hindurchgehen (Akiyama et al., 1993; Armstrong et al., 1993). Dies erinnert an die von Eccles als "Dendrons" beschriebenen Nervenzellgruppen (Eccles, 1992), die kleine neuronale Funktionseinheiten darstellen und die ebenfalls kolumnar und Rindenschicht-übergreifend angeordnet sind (siehe Kapitel 3.1). Im nachfolgenden soll auf die Entwicklungs- und Strukturaspekte der Plaquebildung (Kapitel 3.5.1) und anschließend auf die biochemischen und molekularbiologischen Aspekte des Amyloid-Prekursor-Proteins eingegangen werden (Kapitel 3.5.2).

3.5.1 Entwicklungs- und Strukturaspekte der Plaquebildung

- **Plaque-Stadien**

Plaques treten in vier typischen Formationen auf (Übersichtsarbeiten bei Alzheimer, 1911; Wisniewski und Terry, 1973; Probst et al., 1991). Die Kenntnis der unterschiedlichen Plaqueformen ist wichtig, da zwar die Gesamtzahl von Plaques nicht mit der Demenz korreliert, möglicherweise jedoch die Häufigkeit bestimmter Plaquetypen. Neben einer Frühform, den sogenannten diffusen Plaques, treten drei "reifere" Plaqueformen auf, die als primitive Plaques, klassische Plaques sowie als kompakte Plaques bezeichnet werden (Abb. 9).

- **Diffuse Plaques**

Diffuse Plaques stellen die initiale, früheste Plaqueformation dar. Sie bestehen aus wolkenartigen Einlagerungen gelöster, nicht präzipitierter Substanzen im Extrazellulärraum der grauen Substanz. Diffuse Plaques zeigen keine degenerativen Veränderungen an den in ihnen befindlichen Nervenzell-Strukturen (Yamaguchi et al., 1988; Wisniewski et al., 1989). Diffuse Plaques wurden bereits von Alzheimer und seinen Schülern als "Verdichtungen des Grundgewebes" beschrieben (Perusini, 1909; Alzheimer, 1911; Simchowicz, 1911; von Braunmühl, 1957). Nach ihrer Wiederentdeckung in den 80er Jahren wurden sie auch als "Very primitive Plaques" (Ulrich, 1985), "Plaque A" (Probst et al., 1987), "Preamyloid deposits" (Tagliavini et al., 1988) oder als "Diffuse Plaques" (Yamaguchi et al., 1988) bezeichnet.

Diffuse Plaques repräsentieren nach verschiedenen Untersuchungen zwischen 25% und 50% aller innerhalb eines Kortex anzutreffenden Plaques. In manchen Hirnen sind diffuse Plaques die häufigste Plaquevariante (Bugiani et al., 1989; Dealere et al., 1990; Yamaguchi et al., 1988; Yamaguchi et al., 1991; Halliday et al., 1994). In diffusen Plaques sind verschiedene Substanzen eingelagert, unter anderem Glykosaminglykane (GAG) (Snow et al., 1987, 1988; Verga et al., 1989; Guiroy et al., 1991), Amyloid-Prekursor-Protein (APP) (Tagliavini et al., 1988, 1991; Takahashi et al., 1990; Arai et al., 1990) und weitere Komponenten wie der Proteaseinhibitor Alpha1-Antichymotrypsin (Probst et al., 1987). Da GAG und APP Strukturkomponenten des Zwischenzellraums und des synaptischen Spaltes sind (Shivers et al., 1988; Klier et al., 1990; Narindrasorasak et al., 1991; Chen und Yankner, 1991; siehe auch Heine, 1991), liegt die Vermutung nahe, daß eine

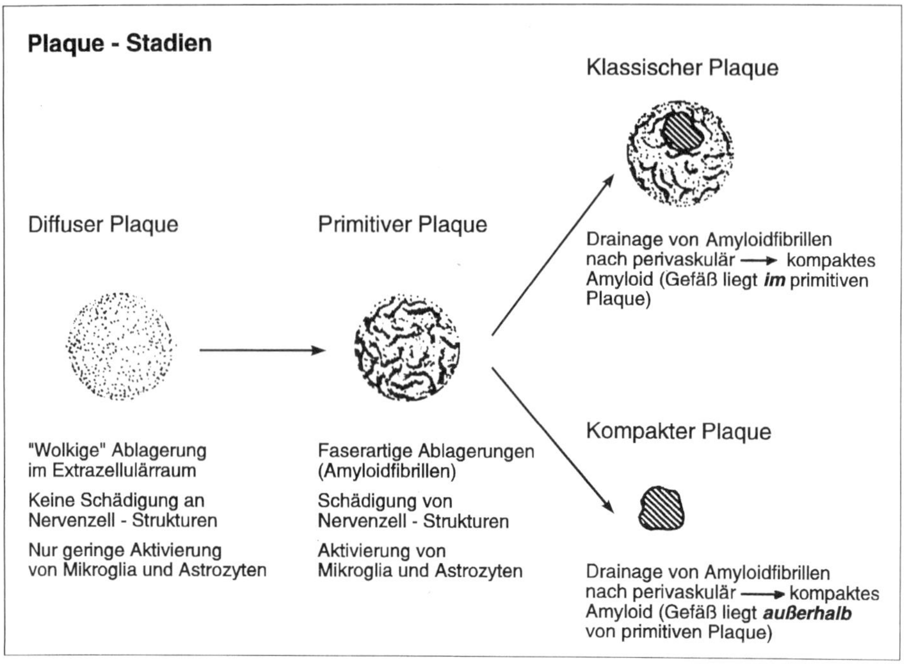

Abb. 9.

Schädigung des Zwischenzellraums oder von Synapsen der Ausgangspunkt für die Entstehung diffuser Plaques ist. Tatsächlich zeigen innerhalb von diffusen Plaques gelegene Synapsen diskrete Veränderungen (Bugiani et al., 1990). Neuronale Zellmembranen, insbesondere synaptische Kontaktleisten, scheinen eine Quelle des in diffusen Plaques abgelagerten Amyloid-Prekursor-Proteins zu sein (Papolla et al., 1991; Probst et al., 1991).

- **Primitive Plaques**

Primitive Plaques unterscheiden sich von ihren diffusen Vorläufern durch das Auftreten von feinen extrazellulären Fasern (sog. Amyloidfibrillen), durch die Gegenwart zahlreicher Mikroglia und Astrozyten (also von Zellen des hirneigenen Immunsystems) sowie durch eine Schädigung von Nervenzell-Fortsätzen. Die "primitiven Plaques" erhielten ihre Bezeichnung von Wisniewski (Wisniewksi und Terry, 1973), waren aber bereits von Alzheimer als "Höfe ohne Kern" beschrieben worden (Alzheimer, 1911). Von Braunmühl hat sie später als "Fädchenherde" bezeichnet (von Braunmühl, 1957). Primitive Plaques, die nach verschiedenen Untersuchungen zwischen 10% und 60% der Plaques eines Kortex repräsentieren (Dealere et al., 1990; Yamaguchi et al., 1988, 1991; Wisniewski et al., 1989; Halliday et al., 1994), zeigen eine ausgeprägte Aktivierung (Faservermehrung) von Astrozyten sowie ein vermehrtes Auftreten von aktivierten Mikrogliazellen (Miyazono et al., 1991; Wisniewski et al., 1992), was darauf hindeutet, daß Beziehungen zwischen dem Auftreten von primitiven Plaques und einer lokalen Aktivierung des hirneigenen Immunsystems bestehen.

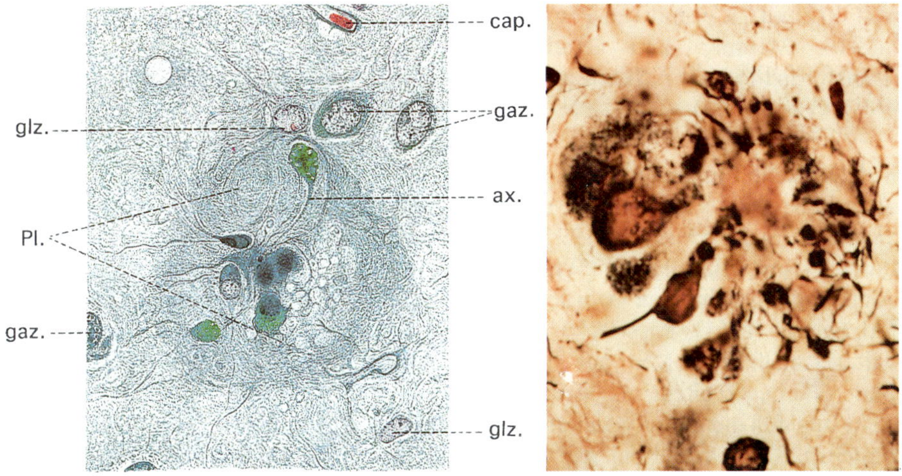

Abb. 10. Amyloid-Plaques. Die Abbildung zeigt links einen kortikalen Plaque, wie er sich dem Alzheimer-Schüler Teofil Simchowicz durch das Mikroskop darstellte (Methylblau-Eosinfärbung eines Gliabeize-Gefrierschnittes; Simchowicz 1911). Abkürzungen: Pl. = Plaque, glz. = Gliazelle, gaz. = Ganglienzelle (Nervenzelle), cap. = Kapillare, ax. = Achsenzylinder einer Nervenzelle. Rechts die Fotografie eines klassischen Plaques mit Amyloidkern und Corona (Bodian-Färbung eines Hirnschnitt-Präparates; Aufnahme dankenswerter Weise von Prof. Benedikt Volk, Abteilung Neuropathologie der Universität Freiburg, zur Verfügung gestellt).

Wegen den in primitiven Plaques anzutreffenden degenerativen Veränderungen an Nervenzell-Fortsätzen (Neuriten) wird der Umwandlung von diffusen zu primitiven Plaques von manchen Autoren eine entscheidende Bedeutung für die Demenzentstehung zugemessen (Wisniewksi et al., 1989; McKee et al., 1991; Bancher et al., 1993; Crystal et al., 1993). Daraus ergibt sich die Frage, welche Faktoren die Umwandlung von diffusen zu primitiven Plaques verursachen. Ein Kennzeichen primitiver Plaques ist, wie bereits erwähnt, das Auftreten feiner extrazellulärer Fasern, welche aus Aggregaten (Verbindungen bzw. Ansammlungen) von ßA4-Protein, einem Abbauprodukt des Amyloid-Prekursor-Proteins, entstehen (siehe Kapitel 3.5.2). Diese Fasern werden als **Amyloidfibrillen** bezeichnet.

Amyloidfibrillen sind in primitiven Plaques in großer Zahl vorhanden (Yamaguchi et al., 1988, 1990; Wisniewski et al., 1989). Begünstigend für die Bildung von Amyloidfibrillen sind Sauerstoffradikale (Dyrks et al., 1993), bestimmte Metall-Ionen (Mantyh et al., 1993) sowie die Verbindung des ßA4-Proteins mit Glykosaminglykanen (Snow et al., 1987). Da Sauerstoffradikale im Gehirn nur von aktivierten Mikrogliazellen gebildet werden können, dürfte die Amyloidfibrillenbildung im Zusammenhang mit einer Aktivierung des Immunsystems stehen. Ob die Bildung von Amyloidfibrillen Folge einer Aktivierung des Immunsystems ist, oder ob Amyloidfibrillen ihrerseits das Immunsystem aktivieren, ist unklar (wahrscheinlich trifft beides zu). Das Auftreten von Amyloidfibrillen scheint jedenfalls mit einer Aktivierung von Zellen des Immunsystems und mit dem Beginn degenerativer Veränderungen von Nervenzellfortsätzen einherzugehen (Wisniewski et al., 1989; Yamaguchi et al., 1990, 1991) und zur Transformation von diffusen zu primitiven Plaques beizutragen. Einzelne Autoren sind allerdings anderer Meinung und vermuten, daß Amyloid-unabhängige Faktoren die Transformation von diffusen zu primitiven Plaques veranlassen (Armstrong et al., 1993; Perry, 1993).

- **Klassische Plaques**

Klassische Plaques stellen mit etwa 10% nur eine Minderheit dar (Yamaguchi et al., 1988; Halliday et al., 1994). "Klassische Plaques" hatten ihre Bezeichnung durch Wisniewski erhalten (Wisniewski und Terry, 1973), waren aber bereits von Alzheimer beschrieben worden, der sie als "Höfe mit Kern" bezeichnete (Alzheimer, 1911). Klassische Plaques entsprechen den primitiven Plaques, enthalten jedoch einen Kern aus kompaktem Material, welches wegen seines kongophilen Färbeverhaltens als "Amyloid" bezeichnet wurde. Kompaktes Amyloid besteht aus den bereits erwähnten Amyloidfibrillen, die ihrerseits aus ßA4-Protein bestehen. Die Anhäufung der Amyloidfibrillen in kompaktem Amyloid ermöglichte in den 60er Jahren ihre elektronenmikroskopische Analyse. Amyloidfibrillen haben einen Einzeldurchmesser von 7-9 nm (Terry et al., 1964; Krigman et al., 1965). Kompaktes "Amyloid" war das Ausgangsmaterial für die Reinigung und molekularbiologische Aufklärung des ßA4-Proteins und seines Vorläufers Amyloid-Prekursor-Protein / APP (Glenner und Wong, 1984; Masters et al., 1985). Um den Amyloidkern herum findet sich in primitiven Plaques eine Randzone (Corona) mit Amyloidfasern, aktivierten Astrozyten und Mikroglia und degenerativ veränderten Nervenzellfortsätzen. Diese Randzone entspricht den primitiven Plaques.

- **Neuritische Plaques**

Da sowohl in primitiven als auch in klassischen Plaques Nervenzellfortsätze (Neuriten) deutliche degenerative Veränderungen zeigen, werden diese beiden Plaquetypen auch als "neuritische Plaques" bezeichnet und als solche den diffusen Plaques gegenübergestellt.

- **Kompakte Plaques**

Kompakte Plaques, die ihre Bezeichnung wiederum Wisniewski verdanken (Wisniewski und Terry, 1973) waren als "Kerne ohne Hof" ebenfalls bereits von Alzheimer beschrieben worden (Alzheimer, 1911). Kompakte Plaques sind Formationen, die nur aus einer kompakten ("Amyloid"-) Ablagerung bestehen. Sie repräsentieren in einem betroffenen Kortex lediglich zwischen 2% und 5% aller Plaques (Yamaguchi et al., 1988; Halliday et al., 1994).

- **Beziehungen zwischen Plaques und Blutgefäßen**

Diffuse und primitive Plaques entstehen unabhängig von Blutgefäßen (Alzheimer, 1911). Das kompakte Amyloid der klassischen oder kompakten Plaques findet sich jedoch ausschließlich perivaskulär (Miyakawa et al., 1986; Papolla, 1989; Papolla et al.; 1991, Wisniewski et al., 1992). Kompaktes Amyloid scheint durch die Drainage von Amyloidfibrillen in die perivaskulären Robin-Virchow'schen Räume zu entstehen (Arai et al., 1990; Frautschy et al., 1992; Yamaguchi et al., 1992).

Diese Drainage entspricht dem typischen Weg, auf dem das nicht mit einem Lymphsystem ausgestattene ZNS Abbauprodukte und Debris entsorgt. Die diffus in primitiven Plaques verteilten Amyloidfibrillen werden also in die perivaskulären Gefäßräume drainiert und führen dort zur Anhäufung und Verbackung der Amyloidfibrillen zu kompaktem Material (Amyloid). Erfolgt die Drainage von Amyloidfibrillen zu einem Gefäß **innerhalb** eines primitiven Plaques, so entsteht ein klassischer Plaque. Erfolgt die Drainage hingegen zu einem **außerhalb** eines primitiven Plaques gelegenen Gefäß, so entsteht ein kompakter Plaque (siehe Abb. 9). Bereits Simchowicz hatte darauf hingewiesen, daß sich in adventitiellen Ablagerungen um die Gefäße herum dieselben "pathologischen Stoffwechselprodukte" wie in den Plaques finden lassen (Simchowicz, 1911).

3.5.2 Biochemie und Molekularbiologie des Amyloid-Prekursor-Proteins

- **Reinigung von ßA4, Klonierung von APP**

Die Pionierarbeiten von Glenner und Wong (Glenner und Wong, 1984) sowie der Arbeitsgruppe Konrad Beyreuthers (Masters et al., 1985) führten zur Reinigung und Sequenzierung eines aus 39-43 Aminosäuren bestehenden Proteins. Wegen seiner ß-Faltblattstruktur, seiner Beziehung zum Amyloid und wegen seines Molekulargewichts von etwa 4 kD wurde dieses Protein als "ßA4-Protein" bezeichnet. Mittels synthetischer DNA-Sonden, die analog zur Aminosäurensequenz des ßA4-Proteins hergestellt worden waren, gelang zuerst Beyreuthers Arbeitsgruppe die rekombinante Klonierung und Charakterisierung des natürlichen Vorläufers des ßA4-Proteins, des sog. Amyloid-Prekursorproteins (APP) (Kang et al., 1987).

- **Biosyntheseweg und Stoffwechselweg von APP**

Das ßA4-Vorläuferprotein APP wird in drei Versionen mit einer Länge von 695, 751 und 770 Aminosäuren synthetisiert (Übersichtsarbeiten siehe Müller-Hill und Beyreuther, 1989; Selkoe, 1992). Auf weitere APP-Varianten wie z. B. die in Leukozyten vorkommenden L-APP-Formen (König et al., 1992) soll hier nicht eingegangen werden, da sie im Zentralnervensystem kaum vorkommen (Ohgami et al., 1993; Sandbrink et al., 1994). APP wird im ZNS von Neuronen (Card et al., 1988; Tate-Ostroff et al., 1989; Strong et al., 1990), Astrozyten (Card et al., 1988, Tate-Ostroff et al., 1989; Siman et al., 1989, Strong et al., 1990) und Mikroglia (Strong et al., 1990; König et al., 1992; Banati et al., 1993) synthetisiert. Nichtneuronale Gewebe und nichtneuronale Zellen des ZNS, also insbesondere Astrozyten und Mikroglia, synthetisieren nahezu ausschließlich die beiden längeren APP-Formen (APP751 und APP770), welche über eine zusätzliche Proteaseinhibitor-Sequenz verfügen (Neve et al., 1988; Ponte et al., 1988; Kang et al., 1990; Golde et al., 1990; Yoshikawa et al., 1990). Nur neuronale Zellen synthetisieren neben den beiden längeren Formen auch die kürzere APP-Form (APP695) (Neve et al., 1988; Ponte et al., 1988; Weidemann et al., 1989; Kang et al., 1990; Golde et al., 1990; Yoshikawa et al., 1990).

- **Der Alpha-Sekretase-Weg**

Amyloid-Prekursor-Protein (APP) wird nach seiner intrazellulären Synthese glykosiliert (d.h. mit Zuckerseitenketten versehen) und zunächst als transmembranäres Protein in die Zellmembran inseriert (Dyrks et al., 1988) (Abb. 11). Ein langer N-terminaler Abschnitt des Proteins ist dabei nach extrazellulär orientiert, das C-terminale Ende des APP-Moleküls liegt intrazellulär. Die ßA4-Protein-Teilsequenz des APP-Moleküls erstreckt sich von einer extrazellulären Position nahe der Zellmembran bis exakt zur Mitte der Transmembranregion (Dyrks et al., 1988). Unmittelbar nach seiner Insertion (Einfügung) in die Membran wird APP normalerweise durch die membranständige Protease "Alpha-Sekretase" in einer Position **innerhalb** der ßA4-Protein-Teilsequenz gespalten (Esch et al., 1990; Sisodia et al., 1990, Sisodia, 1992) (siehe Abb. 11), was zur Sekretion eines großen N-terminalen APP-Teilstücks (sAPP) führt. Die APP-spaltende Protease wird als "Alpha-Sekretase" bezeichnet , da es sich bei diesem proteolytischen Schritt um den Haupt-Stoffwechselweg von APP handelt und da diese Spaltung zur Sekretion des N-terminalen APP-Abschnitts führt. Da die Spaltung durch die Alpha-Sekretase **innerhalb** der ßA4-Sequenz erfolgt, verhindert sie die Entstehung des ßA4-Proteins (Esch, 1990; Sisodia et al., 1990; Sisiodia, 1992).

- **Der Beta-Sekretase-Weg**

Neben dem vorherrschenden "Alpha-Sekretase-Weg" scheint ein "Beta-Sekretase-Weg" zu existieren, bei welchem das APP-Molekül in einer Position N-terminal der ßA4-Sequenz gespalten wird (Seubert et al., 1993; Übersichtsarbeit bei Haass und Selkoe, 1993) (siehe Abb. 11). Der ß-Sekretaseweg läßt die Bildung des ßA4-Proteins somit zu. Tatsächlich wurden unter Zellkultur-Bedingungen geringe Mengen eines ßA4-Protein-artigen Peptids gefunden (Haass et al., 1992; Shoji et al., 1992). Dieses ßA4-Protein tritt jedoch nur in extrem niedrigen Konzentrationen auf und scheint am C-terminalen Ende um einige Aminosäuren kürzer zu sein als das in Alzheimer-Hirnen auftretende ßA4-Protein, welches zur Bildung von Amyloidfibrillen führt (Haass et al., 1992; Shoji et al., 1992). Gerade die C-terminalen Aminosäuren sind aber von entscheidender Bedeutung für die Fähigkeit des ßA4-Proteins, Amyloid-Fibrillen zu bilden (Jarrett et al., 1993). Da das ßA4-Protein zu Fibrillen aggregiert sein muß, um eine neurotoxische Wirkung zu haben (Pike et al., 1993; Mattson et al., 1993), kommt der Bildung von C-terminal verkürzten ßA4-Proteinen daher vermutlich keine pathogenetische Bedeutung zu.

- **Modulation des Alpha-Sekretase-Weges**

Aufgrund welcher Störungen der Alpha-Sekretase-Weg der APP-Prozessierung beeinträchtigt und die Bildung des ßA4-Proteins gesteigert wird, ist noch nicht geklärt. Berichte über eine vermehrte Bildung des ßA4-Proteins bei genetischen Mutanten des APP-Proteins (Citron et al., 1992; Cai et al., 1993) sind aufgrund methodischer Schwächen der zugrundeliegenden Untersuchungen, insbesondere wegen des Fehlens einer korrekten Äquilibrierung der Effizienz der den Experimenten zugrundeliegenden Transfektionen, mit Zurückhaltung zu bewerten. Gleiches gilt für Arbeiten, die eine vermehrte Alpha-Sekretaseaktivität nach Stimulation muskarinischer M1- und M3-Rezeptoren (Nitsch et al., 1992) bzw. nach elek-

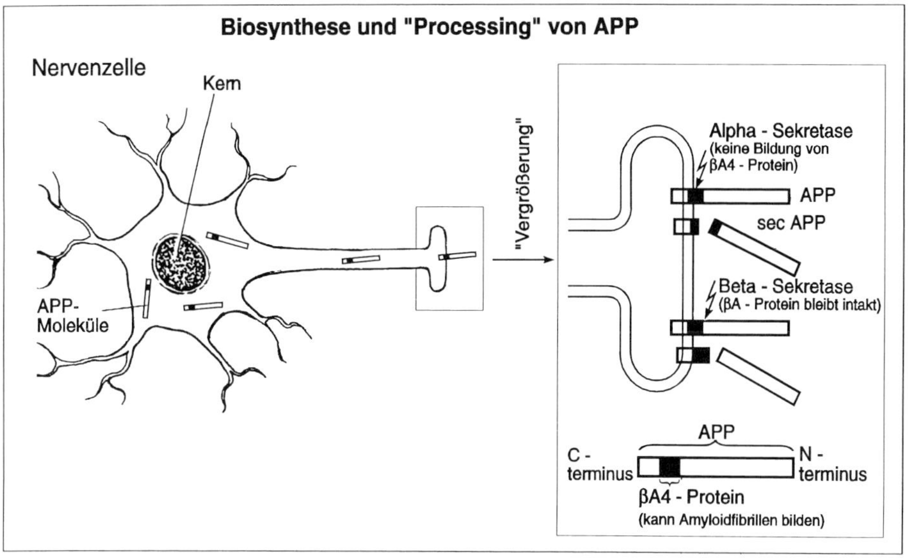

Abb. 11. Interzellulär in der Nervenzelle gebildetes APP wird zur Zell-Membran transportiert und dort in die Zell-Membran eingefügt (inseriert). Dort wird APP entweder von der Alpha-Sekretase (innernhalb des βA-Proteins) oder von der β-Sekretase (am n-terminalen Ende des βA4-Proteins) gespalten.

trischer Reizung von Nervenzellen (Nitsch et al., 1993) gefunden haben wollen. Überzeugend ist allerdings die von Iverfeldt und Kollegen gemachte Beobachtung, daß eine Störung der normalen, über den Alpha-Sekretase-Weg laufenden Prozessierung von APP in erster Linie durch vorangegangene degenerative Veränderungen an Nervenzellen verursacht ist (Iverfeldt et al., 1993).

- **Physiologische Funktionen von APP**

Zu den physiologischen Funktionen des Amyloid-Prekursor-Proteins (APP) zählt die Zell-Adhäsion, der Zell-Zell-Kontakt und vermutlich auch die strukturelle Organisation des synaptischen Spaltes (Shivers et al., 1988; Klier et al., 1990; Narindrasorasak et al., 1991; Chen et al., 1991; Shimokawa et al., 1993; Moya et al., 1994). APP hat darüberhinaus Eigenschaften eines Nervenwachstums- und Differenzierungsfaktors (Milward et al., 1992) und scheint beim Auswachsen von Nervenzellfortsätzen von funktioneller Bedeutung zu ein (Kibbey et al., 1993; Moya et al., 1994). Traumen, die zur Schädigung von Zell-Zell-Kontakten, von Synapsen oder von Axonen (myelinisierten Nervenzellfortsätzen) führen, haben eine Vermehrung der Synthese von APP zur Folge (Gentleman et al., 1993; Banati et al., 1993). APP scheint daher ein "Reparatur-Protein" zu sein.

Die beiden längeren APP-Formen (APP751 und APP770) besitzen zusätzliche Eigenschaften als Inhibitoren von Proteasen, d.h. von eiweißspaltenden Enzymen. APP751 und APP770 hemmen Trypsin (Van Nostrand et al., 1990; Sinha et al., 1990; Godfroid und Octave, 1990; Delvaux et al., 1992), Chymotrypsin (Sinha et al., 1990; Van Nostrand et al., 1990), Koagulationsfaktor XIa (Smith et al., 1990;

Van Nostrand et al., 1990), Plasmin (Kido et al., 1990) und NGF-gamma, welches seinerseits an der proteolytischen Prozessierung des NGF-Prekursors beteiligt ist (Sinha et al., 1990; Van Nostrand et al., 1990). Die sezernierte Form von APP 751 ist mit dem seit langem bekannten Proteaseinhibitor "Protease Nexin II" identisch (Oltersdorf et al., 1989).

- **Biologische Effekte des ßA4-Proteins**

Im Gegensatz zu APP, welches ein "Reparatur-Protein" des Nervengewebes zu sein scheint, wurden für das ßA4-Protein toxische Effekte auf Neuronen beschrieben (Yankner et al., 1990; Roher et al., 1991; Kowall et al., 1991; Koh et al., 1990; Malouf 1992; Emre et al., 1992; Cotman et al., 1992). Das Neuropeptid Substanz P soll in der Lage sein, vor diesem neurotoxischen Effekt zu schützen (Yankner et al., 1990; Kowall et al., 1991; Busciglio et al., 1993). Allerdings wurde die für das ßA4-Protein behauptete Neurotoxizität und der angebliche protektive Effekt von Substanz P von anderen Arbeitsgruppen bestritten (Clemens und Stephenson, 1992; Stein-Behrens et al., 1992; Games et al., 1992; Podlisny et al., 1992, 1993; Waite et al., 1992; Rush et al., 1992). Eine Erklärung für diese widersprüchlichen Befunde könnte darin liegen, daß das ßA4-Protein möglicherweise nur dann neurotoxisch ist, wenn es zu Amyloidfibrillen aggregiert ist (Pike et al., 1993; Mattson et al., 1993). Begünstigend für die Aggregation des ßA4-Proteins zu Amyloidfibrillen sind Sauerstoffradikale (Dyrks et al., 1993), bestimmte Metall-Ionen wie Aluminium, Eisen und Zink (Mantyh et al., 1993) sowie die Verbindung des ßA4-Proteins mit Glykosaminglykanen (Snow et al., 1987). Der in Plaques vorhandene Proteaseinhibitor Alpha1-Antichymotrypsin soll demgegenüber in der Lage sein, der Aggregation von ßA4-Protein entgegenzuwirken (Fraser et al., 1993). Möglicherweise beruht die neurotoxische Wirkung von aggregiertem ßA4-Protein auf der Bildung von transmembranären Kalzium-Kanälen (Arispe et al., 1993; Mattson et al., 1993).

- **Keine Mehrsynthese von APP bei Alzheimer-Demenz**

Im Unterschied zum Down-Syndrom, dessen zerebrale Amyloid-Pathologie durch eine erhöhte Gendosis des auf Chromosom 21 liegenden APP-Gens begünstigt wird (Podlisny et al., 1987), ist die APP-Synthese in den Kortizes von Alzheimer-Patienten nicht erhöht (Koo et al., 1990; König et al., 1991; Harrison et al., 1994). Auch das Verhältnis der beiden längeren APP-Formen zur kürzeren Form (also der Quotient [APP751+APP770]:[APP695]) ist bei Alzheimer-Dementen nicht verändert (Koo et al., 1990; König et al., 1991; Oyama et al., 1991). Allerdings nimmt die Synthese der beiden längeren APP-Formen (APP751 und APP770), welche vor allem in Astrozyten und Mikrogliazellen stattfindet, entlang des normalen Alterns zu (Koo et al., 1990; König et al., 1991; Oyama et al., 1991). Dies beruht darauf, daß eine Vermehrung von Astrozyten und Mikrogliazellen (eine sog. Gliose) zu den typischen Veränderungen der normalen Hirnalterung gehört (Nichols et al., 1993; Peinado et al., 1993). Im Vergleich zu alterskorrelierten Vergleichspersonen ist die Synthese von APP751 und APP770 bei Alzheimer-Patienten jedoch nicht erhöht (Koo et al., 1990; König et al., 1991; Oyama et al., 1991). Immunbotenstoffe wie Interleukin-1 oder der in Alzheimer-Hirnen vorhandene Immunbotenstoff

Interleukin-6 führen entgegen verschiedenen Berichten zu keiner Vermehrung der Synthese von APP (Bauer et al., 1993; Yang et al., 1993).

- **Liquorspiegel von APP**

Mehrere Untersuchungen fanden bei Alzheimer-Patienten eine im Vergleich zu gesunden Kontrollpersonen verminderte Konzentration von sezerniertem APP im Liquor cerebrospinalis (Palmert et al., 1990; Henriksson et al., 1991; Prior et al., 1991; Van Nostrand et al., 1992). Allerdings scheint es sich dabei um einen unspezifischen Marker zu handeln, da verminderte APP-Spiegel auch bei Patienten mit Morbus Parkinson (Henriksson et al., 1991) und bei Patienten mit vaskulären Demenzformen (Prior et al., 1991) gefunden wurden. Eine angebliche selektive Erhöhung der beiden längeren APP-Formen APP751 und APP770, welche über eine Proteaseinhibitor-Sequenz verfügen, in den Liquores von Alzheimer Patienten (Urakami et al., 1992) konnte von anderen Arbeitsgruppen nicht bestätigt werden (Palmert et al., 1990; Prior et al., 1991). Ob sich Messungen der Liquorspiegel von APP zur Diagnostik der Alzheimer-Demenz eignen, darf aufgrund der Unspezifität des Befundes (Henriksson et al., 1991; Prior et al., 1991) und aufgrund der geringen Unterschiede zwischen Dementen und Nichtdementen bei gleichzeitig großer Schwankungsbreite der Werte (Palmert et al., 1990) bezweifelt werden.

- **Wissenschaftlicher Schwindel mit der "transgenen APP-Maus": Keine Neurodegeneration durch zerebrale Mehrsynthese von APP**

Zur Beantwortung der Frage, ob ein bestimmtes Protein im Körper bestimmte positive oder negative Effekte hat, kann sich die molekularbiologische Forschung seit einigen Jahren des Modells der "transgenen Maus" bedienen. Um zu klären, ob Amyloid-Prekursor-Protein (APP) im Gehirn neurodegenerative Effekte hat, hat man in verschiedenen Forschungslabors Mäusen durch gentechnologische Verfahren ein zusätzliches APP-Gen verabreicht (Wirak et al., 1991; Quon et al., 1991; Kawabata et al., 1991; Buxbaum et al., 1993). Dieses zusätzliche APP-Gen war so konstruiert, daß APP nur im Gehirn dieser "transgenen Mäuse" produziert wurde.

Falls die transgenen APP-Mäuse in ihren Hirnen Plaques entwickelt und neurodegenerative Veränderungen gezeigt hätten, wäre dies ein Indiz für die Richtigkeit der Annahme gewesen, daß Amyloidablagerungen als Ursache der Demenz in Frage kommen. Dementsprechend wurden erste Berichte, daß APP-transgene Tiere angeblich Plaques und neurodegenerative Veränderungen aufweisen (Kawabata et al., 1991), von den Verfechtern der Amyloid-Hypothese freudig begrüßt (Selkoe, 1991). Kurz darauf stellte sich jedoch heraus, daß die Autoren Kawabata, Higgins und Gordon in ihrer Publikation im renommierten Wissenschafts-Journal "Nature" einen menschlichen Alzheimer-Hirnschnitt für den Hirnschnitt einer transgenen Maus ausgegeben hatten (Robertson, 1992; Hamilton, 1992). Die Publikation wurde daraufhin zurückgezogen (Kawabata et al., 1992). Widerrufen werden mußte auch eine Publikation von Wirak et al., nachdem sich gezeigt hatte, daß diese Autoren in ihrer APP-transgenen Maus offenbar Artefakte beobachtet hatten (Robertson, 1992). Zwei weitere Arbeitsgruppen, die im Gegensatz zu ihren Kollegen darauf verzichtet hatten, ihre Arbeitsergebnisse zu fälschen, fanden in ihren transgenen APP-Mäusen keinerlei degenerative Veränderungen an Nervenzell-Strukturen (Quon et al., 1991; Buxbaum et al., 1993).

3.6 Beziehungen zwischen Plaques und neurofibrillärer Degeneration

- **Die Kaskadentheorie**

Welche Beziehungen zwischen Plaquebildung und neurofibrillärer Degeneration bestehen, ist noch nicht sicher geklärt. Die neurofibrilläre Degeneration scheint der Plaqueentstehung im zeitlichen Verlauf nachzufolgen (Oyama et al., 1991; McKee et al., 1991). Wisniewskis "Kaskadentheorie" postuliert, daß die Schädigung von Nervenzellfortsätzen im Bereich von primitiven und klassischen Plaques zu einer retrograden Schädigung der Ursprungsneurone führt (Abb. 12 links). Er bezeichnet die neurofibrilläre Degeneration kortikaler Ganglienzellen daher als ein von den Plaquezonen ausgehendes "dying-back phenomenon", d. h. als einen retrograden, von den neuritischen Fortsätzen zurück zur Zelle verlaufenden Schädigungsprozeß (Wisniewski und Terry, 1973). Während einige Untersuchungen diese Annahme zu stützen scheinen (Yamaguchi et al., 1990; Benes et al., 1991), haben andere Autoren der Kaskadentheorie widersprechende Befunde erhoben (Armstrong et al., 1993).

- **Die umgekehrte Kaskadentheorie**

Gegen die Kaskadentheorie einer von Plaques ausgehenden neurofibrillären Degeneration sprechen Fälle von Alzheimer-Patienten, bei denen sich eine große Zahl neurofibrillär veränderter Neurone, aber keine Plaques finden (z. B. Ulrich et al., 1992). Die Beobachtung, daß neuritische Veränderungen in Plaques nur dann auftauchen, wenn bereits im übrigen Kortex neurofibrillär degenerierte Neurone vorhanden sind (Probst et al., 1989), könnte gar für eine "umgekehrte Kaskadentheorie" sprechen (Perry, 1993) (Abb. 12 rechts). Ein weiteres Argument gegen die Kaskadentheorie ist das unterschiedliche kortikale Ausbreitungsmuster von Plaquebesiedlung und neurofibrillärer Degeneration (Braak und Braak, 1990, 1991).

- **Stadiengliederung nach Braak und Braak**

Nach einer von den Neuropathologen Braak und Braak aus Frankfurt vorgelegten Stadiengliederung beginnt die Deposition von Plaques im Isokortex (Plaque-Stadium A) und bezieht erst dann den Hippokampus mit ein (Plaquestadium B und C). Die neurofibrilläre Degeneration beginnt dagegen im entorhinalen Kortex (Transentorhinales Stadium), dehnt sich dann auf den Hippokampus aus (Limbisches Stadium) und bezieht erst dann den Isokortex mit ein (Isokortikales Stadium)(Braak und Braak, 1990, 1991). Während die kortikale Plaquebeladung nach den Untersuchungen von Braak und Braak mit dem klinischen Auftreten und dem Schweregrad der Demenz nicht korreliert, scheint das Übergreifen der neurofibrillären Degeneration vom entorhinalen Kortex und Hippokampus auf den Temporallappen (isokortikales Stadium) eng mit der Entwicklung einer Demenz korreliert zu sein (Braak und Braak, 1990, 1991; Jellinger et al., 1991).

Vorderhirn entspringenden cholinergen Projektionen (Whitehouse et al., 1982), das vom Nucleus coeruleus ausgehende noradrenerge System (Tomlinson et al., 1981), die im Nucleus raphe dorsalis des dorsalen Tegmentums entspringenden serotonergen Bahnen (Yamamoto und Hirano, 1985) sowie retikuläre Projektionen des Hirnstamms und des Hypothalamus (Ishii, 1966).

- **Degeneration des Nucleus basalis Meynert**

Am besten dokumentiert sind Veränderungen des cholinergen Systems im basalen Vorderhirn. Eine bei zahlreichen Alzheimer-Patienten nachweisbare Degeneration cholinerger Neurone im Nucleus basalis Meynert des basalen Vorderhirns (Whitehouse et al., 1982) sowie eine im Kortex gefundene Verringerung der Cholin-Acetyltransferase (Bowen et al., 1982) belegen ein Gesamtdefizit bei der cholinergen Innervation des Kortex (Übersicht bei Arendt, 1991). Noch intakte cholinerge Neurone des basalen Vorderhirns zeigen jedoch nicht nur eine kompensatorisch vermehrte Dendritenaussprossung (Gertz et al., 1987), sondern auch eine maximale Aufregulation ihrer cholinergen Aktivität (Slotkin et al., 1990). Die volle Ausschöpfung des bei Alzheimer-Patienten noch vorhandenen cholinergen Potentials dürfte einer der Gründe für die bislang unbefriedigenden Effekte cholinerger Therapiestrategien sein (siehe Kapitel 7).

- **Retrograde Schädigung cholinerger Neurone**

Die Degeneration cholinerger Neurone ist kein primäres Ereignis der Alzheimer-Pathogenese, sondern scheint ein durch die Schädigung kortikaler Synapsen und durch die Degeneration kortikaler Neurone ausgelöster, **retrograd** ablaufender Prozeß zu sein (Palmer et al., 1986; Thal et al., 1990; Ulrich, 1992). Eine über das normale Altersmaß hinausgehende Degeneration cholinerger Neurone ist nicht bei allen Alzheimer-Patienten nachweisbar und daher kein obligatorisches Element der Alzheimer-Demenz (Palmer et al., 1986; Bondareff et al., 1987). Ursache der retrograden Degeneration cholinerger Neurone ist die Abhängigkeit cholinerger Afferenzen von Nervenwachstumsfaktoren wie Nerve growth factor / NGF (Hefti und Weiner, 1986; Hefti et al., 1989; Koliatsos et al., 1991) und Brain-derived neurotrophic factor / BDNF (Alderson et al., 1990; Philips et al., 1990; Knusel et al., 1991), welche afferente cholinerge Neurone von ihren kortikalen Zielzellen retrograd empfangen.

Die Bedeutung des basalen Vorderhirns für die Pathogenese der Alzheimer-Demenz wird weithin überschätzt. Verschiedene Untersuchungen zeigen, daß die cholinergen Projektionen des basalen Vorderhirns, die ein Teilelement des aszendierenden Arousal-(Wachmacher-)Systems sind (Übersicht bei Bauer et al., 1992), lediglich für die Aufmerksamkeit, nicht aber für Lernen und Gedächtnis von Bedeutung sind (Voytko et al., 1994).

- **Schädigung glutamaterger, kortikokortikaler Bahnen**

Da kortikokortikal verbundene Neurone des Kortex bei der Alzheimer-Demenz von degenerativen Veränderungen besonders betroffen sind (Pearson et al., 1985; Lewis et al., 1987), und da elektroenzephalografische Untersuchungen dafür sprechen, daß es sich bei der Alzheimer-Demenz um ein kortikokortikales

"Diskonnektions-Syndrom" handelt (Leuchter et al., 1987, 1992), sind Veränderungen bei Transmittern kortikokortikaler Verbindungen von besonderem Interesse. Bezüglich des für Lern- und Gedächtnisfunktionen besonders bedeutsamen exzitatorischen Neurotransmitters Glutamat fand sich bei Alzheimer-Dementen zu Beginn der Erkrankung eine Erhöhung der Liquorspiegel (Pomara et al., 1992). Im weiteren Verlauf der Erkrankung wurde eine deutliche Verminderung von Glutamat-Liquorspiegeln und eine Verminderung kortikaler Glutamat-Rezeptoren beobachtet (Lowe et al., 1990; Chalmers et al., 1990; Übersicht bei Deutsch und Morihisa, 1988; Greenamyre und Young, 1989). Der exzitatorische Neurotransmitter Glutamat kann über seinen NMDA-Rezeptor neurotoxische Effekte vermitteln (Übersichten bei Greenamyre und Young, 1989; Meldrum und Garthwaite, 1990; Whetsell und Shapira, 1993). Da glutamaterge Neurone in besonderer Weise von neurofibrillären Veränderungen betroffenen sind (Kowall und Beal, 1991), wurde glutamaterge Exzitotoxizität als pathogenetischer Faktor der Alzheimer-Demenz diskutiert (Übersicht bei Deutsch und Morihisa, 1988; Greenamyre und Young, 1989; Myhrer, 1993).

- **Andere Transmitter und Monoaminooxidase B**

Veränderungen bei weiteren Transmittern sind weniger gut belegt (Übersicht bei Wetterling, 1988). Da bei der Alzheimer-Demenz mehrere Neurotransmittersysteme Veränderungen zeigen (Jansen et al., 1990), sind Befunde bei einzelnen Transmittern möglicherweise der unspezifische Ausdruck einer allgemeinen Degeneration neuronalen Gewebes. Lediglich bei der bereits oben erwähnten Verminderung von Glutamat und seinen Rezeptoren scheint es sich um eine spezifische Veränderung zu handeln (Lowe et al., 1990; Chalmers et al., 1990; Übersichtsarbeit bei Myhrer, 1993). Inwieweit eine in den Hirnen von Alzheimer-Patienten nachgewiesene Erhöhung der Synthese von Monoaminooxidase B (MAO B)(Nakamura et al., 1990) die Spiegel endogener Neurotransmitter beeinflußt, ist derzeit noch unklar.

- **Somatostatin, CRH und CRH-Rezeptor**

Auch Veränderungen bei Neuropeptiden wurden bei Alzheimer-Dementen eingehend untersucht. Außer einer Verminderung von Somatostatin und seines Rezeptors (Davies et al., 1980; Biel et al., 1985), einer Verminderung von Corticotropin releasing Hormon (CRH)(Bissette et al., 1985; De Souza et al., 1986) sowie einer vermehrten Synthese des CRH-Rezeptors (De Souza et al., 1986) fanden sich bei der Alzheimer-Demenz keine konsistent beobachteten Veränderungen (Übersicht bei Ferrier und Leake, 1990; Leake und Ferrier, 1993).

- **Wachstumsfaktoren: NGF, bFGF, BDNF**

Die Produktion des Nervenwachstumsfaktors NGF (Goedert et al., 1986; Allen et al., 1991; Murase et al., 1993) und seines Rezeptors (Goedert et al., 1989) ist bei Alzheimer-Patienten **nicht** vermindert, so daß von einer Therapie mit NGF - abgesehen von den Problemen einer geeigneten Applikation - vermutlich keine positiven Effekte zu erwarten wären (Butcher und Woolf, 1989; Yankner et al., 1990). Es könnten sogar negative Effekte auftreten, falls NGF das als im englischen Schrifttum als "abortive sprouting" bezeichnete Wuchern degenerierter

Neuriten (Bouman, 1934) fördern sollte. Die neuronale und astrozytäre Synthese des "basischen fibroblast growth factor" / bFGF ist bei Alzheimer-Patienten gegenüber Kontrollen offenbar deutlich erhöht (Stopa et al., 1990). Die hippokampale Synthese von BDNF bei Alzheimer-Patienten ist demgegenüber vermindert (Phillips et al., 1991). Ob sich hier in der Zukunft therapeutische Ansätze ergeben, bleibt abzuwarten.

3.9 Viren, Toxine, Aluminium

Für eine Beteiligung viraler Faktoren finden sich bei der Alzheimer-Demenz keine Anhaltspunkte (Friedland et al., 1990). Inwieweit Toxine bei der Alzheimer-Demenz eine Rolle spielen, ist unklar. Zwei Untersuchungen fanden bei Alzheimer-Patienten Hinweise auf erhöhte zerebrale Quecksilber-Konzentrationen (Thompson et al., 1988; Wenstrup et al., 1990). Vermutungen über eine pathogenetische Rolle von Aluminium basierten auf Berichten über eine erhöhte Erkrankungsrate in Gebieten mit vermehrter Aluminiumbelastung des Trinkwassers (Martyn et al., 1989) und auf dem angeblichen Nachweis von Aluminium in Plaques (Candy et al., 1986) und in Neurofibrillenbündeln (Good et al., 1992). Allerdings fand sich umgekehrt bei Personen, die nachweislich einer hohen Aluminiumbelastung ausgesetzt gewesen waren, kein erhöhtes Risiko für die Entwicklung einer Demenz (Rifat et al., 1990) und kein Zusammenhang mit der Entwicklung einer Alzheimer-typischen Neuropathologie (Candy et al., 1992). Nachdem jüngst gezeigt wurde, daß Plaques kein Aluminium enthalten und frühere diesbezügliche Messungen auf einer Kontamination des jeweils untersuchten Gewebes mit Aluminium-haltigen Fixierlösungen beruhten (Chafi et al., 1991; Landsberg et al., 1992), ist eine pathogenetische Rolle von Aluminium eher unwahrscheinlich.

Zusammenfassung
Weder die Gesamtzahl kortikaler Amyloid-Plaques noch das Ausmaß der kortikalen Amyloidbeladung korreliert mit klinischen Parametern der Alzheimer-Demenz. Da sich Amyloidablagerungen in z. T. erheblichem Ausmaß auch bei der Mehrheit nichtdementer älterer Personen finden, ist die Amyloidpathologie ein unspezifisches Element der Alzheimer-Demenz. Um eine Demenzerkrankung hervorzurufen, müssen weitere Faktoren zur Amyloidpathologie hinzukommen. Einer dieser Zusatzfaktoren ist ein Interleukin-6-vermittelter Immunprozeß, welcher ein spezifisches Element der Alzheimer-Pathogenese ist und welcher bei nichtdementen älteren Personen in der Regel nicht anzutreffen ist. Das Ausmaß degenerativer Veränderungen an Nervenfasern und Nervenzellen (neurofibrilläre Degeneration, neuritische Degeneration in Plaques und "neuropil threads") zeigt im statistischen Mittel eine gute Korrelation mit dem Auftreten und dem Schweregrad der Alzheimer-Demenz. Über das Normalmaß stark hinausgehende degenerative Veränderungen an

Nervenzell-Strukturen treten jedoch erst im Spätstadium der Erkrankung auf. Sie sind daher nicht die Ursache der Erkrankung, sondern Folge und Ausdruck eines primären Schädigungsprozesses. Da zahlreiche Untersuchungen zeigen, daß die Abnahme der kortikalen Synapsendichte ein frühes und erstrangiges morphologisches Korrelat der Alzheimer-Demenz ist, ist anzunehmen, daß am Beginn der Alzheimer-Demenz eine synaptische Schädigung steht.

4 Biologische Risikofaktoren und die Bedeutung genetischer Veränderungen

4.1 Biologische Risikofaktoren der Alzheimer-Demenz

- **Das Alter als "Risikofaktor"**

Wichtigster biologischer "Risikofaktor" für das Auftreten einer Alzheimer-Demenz ist das Alter als solches. Der Anteil von Patienten mit einer hirnorganisch bedingten Demenz (vaskuläre Demenzen **und** Alzheimer-Demenzen) an der Gesamtpopulation der über 65jährigen beträgt in unseren Breiten etwa 5% (Saunders PA et al., 1993). Zum Vergleich sei erwähnt, daß etwa 10% aller Menschen in dieser Altersgruppe an einer signifikanten depressiven Störung leiden (Saunders PA et al., 1993). Während die Depression innerhalb dieser Gruppe jedoch alle Alters-Untergruppen in ungefähr gleicher Weise betrifft, steigt der Anteil der Demenzkranken mit zunehmendem Alter stetig an (von etwa 1% bei den 65- bis 69jährigen auf etwa 17% bei den 85- bis 89jährigen) (Saunders et al., 1993).

Der Anteil der Demenzen vom Alzheimer-Typ (DAT) an den Demenzerkrankungen insgesamt beträgt in den westlichen Ländern nach verschiedenen Untersuchungen etwa 40-60%. In Europa sind von der Alzheimer-Demenz betroffen 0,02% der 30- bis 59jährigen, 0,3% der 60- bis 69jährigen, 3,2% der 70- bis 79jährigen und 10,8% der 80- bis 90jährigen (EURODEM-Analyse, Rocca et al., 1991; eine Metaanalyse epidemiologischer Daten findet sich bei Ritchie et al., 1992).

Die Annahme, daß letztlich alle älteren Menschen an einer Demenz erkranken, wenn sie ein entsprechend hohes Alter erreichen, ist unrichtig. Untersuchungen im Rahmen der Berliner Altersstudie (BASE) zeigen, daß die Prävalenz der Demenzerkrankungen um das 95. Lebensjahr ihren Höhepunkt überschritten hat (Wernicke und Reischies, 1994). Jenseits des 95. Lebensjahres nimmt der Anteil jener, die an einer Demenz erkranken, wieder ab (Wernicke und Reischies, 1994). Ebenfalls unrichtig ist die Annahme, daß die Alzheimer-Demenz in unserer Zeit gegenüber früher eine Zunahme zeige. Aus den Daten der europaweiten EURODEM-Analyse ergaben sich keine Hinweise auf eine Zunahme der Prävalenz der Alzheimer-Erkrankung in jüngerer Zeit (EURODEM-Analyse, Rocca et al., 1991; Ritchie et al., 1992).

- **Familiäre Häufung neurologischer Erkrankungen als Risikofaktor**

Zweitwichtigster biologischer Risikofaktor neben dem Alter ist das Vorhandensein von Erstgradangehörigen mit einer Demenzerkrankung (Metaanalyse der Risikofaktoren bei Breteler et al., 1992). So erhöht sich das bei einem 90jährigen bei ungefähr 14% liegende Spontanrisiko für die Erkrankung durch das Vorhandensein eines Erstgradangehörigen mit Demenz um das knapp Dreifache auf 39% (Van

Duijn et al., 1993). Das Alzheimer-Erkrankungsrisiko ist aber auch bei solchen Personen erhöht, bei denen Erstgradangehörige nicht an einer Alzheimer-Demenz, sondern an einer anderen neurologischen Erkrankung leiden (Mayeux et al., 1991). Dies spricht dafür, daß psychosoziale Streßfaktoren eine erhebliche Rolle im Rahmen einer nichtgenetischen Transmission von Demenzerkrankungen spielen.

- **Weitere Risikofaktoren**

Auch die Vorgeschichte einer Hypothyreose, eines Kopftraumas oder einer Depression erhöhen das Alzheimer-Erkrankungsrisiko (Breteler et al., 1992; Morens et al., 1994). Ebenso scheinen häufige Anästhesien ein Risikofaktor für die Entwicklung einer Demenz zu sein (Houx et al., 1991). Patienten mit einer Vorgeschichte depressiver Phasen, in deren Verlauf eine Pseudodemenz aufgetreten war, tragen ein erhöhtes Risiko, später tatsächlich an einer Alzheimer-Demenz zu erkranken (Alexopoulos et al., 1993). Eine Vorgeschichte von Tabak-Rauchen scheint demgegenüber einen gewissen protektiven Effekt zu haben (Breteler et al., 1992).

- **Bedeutung von Östrogenen**

Östrogene haben positive Effekte auf die neuronale Plastizität und vermindern das Risiko, an einer Alzheimer-Demenz zu erkranken (Übersichtsarbeit bei Henderson und Paganini-Hill, 1994). Neueste Studien zeigen, daß der Anteil östrogensubstituierter Frauen bei Alzheimer-Patientinnen gegenüber einer Kontrollgruppe um das 2,5fache vermindert ist (Henderson et al., 1994) und daß Frauen, die sich nach der Menopause oder nach einer Ovarektomie mit Östrogenen substituieren ließen, ein um mehr als 30% vermindertes prospektives Risiko tragen, an einer Alzheimer-Demenz zu erkranken (Paganini-Hill und Henderson, 1994). Interessanterweise hemmen Östrogene die Synthese von Interleukin-6 (Passeri et al., 1993), einem in Hirnen von Alzheimer-Patienten nachgewiesenen Immunbotenstoff mit erheblichem neurodegenerativen Potential (siehe Kapitel 3.3). Möglicherweise läßt sich das Übergewicht weiblicher Patienten bei der Alzheimer-Erkrankung (McGonigal et al., 1993; Duara et al., 1993), mindestens zu einem gewissen Teil, durch die Folgen des Rückgangs der Östrogenproduktion nach der Menopause erklären. Ein 2:1-Übergewicht weiblicher Patienten bei der Alzheimer-Erkrankung ließ sich jüngst auch in einer größeren Population von unter 65jährigen zeigen (McGonigal et al., 1993). Daher erscheint es als wenig wahrscheinlich, daß das Überwiegen des weiblichen Geschlechts ein durch die höhere weibliche Lebenserwartung oder durch längere Alzheimer-Krankheitsverläufe bei Frauen produzierter Selektionsartefakt ist.

- **Apolipoprotein E**

Ein weiterer Risikofaktor für das Auftreten einer Alzheimer-Erkrankung ist eine genetische Variante des Plasmaproteins Apolipoprotein E (ApoE), welches eine besondere Rolle als Trägermolekül von Lipiden und von Cholesterin spielt. Neben der am häufigsten vorkommenden Form dieses Proteins mit der Bezeichnung ApoE3 gibt es zwei Varianten, die als ApoE2 bzw. ApoE4 bezeichnet werden und sich jeweils durch eine Punktmutation von ApoE3 unterscheiden (Übersichtsarbeiten bei Zannis, 1986; Mahley, 1988). Lediglich 20-30% der Allgemeinbevölkerung (Zannis, 1986; Mahley, 1988), jedoch etwa 60-70% der Alzheimer-Patienten (Saunders AM et al., 1993; Rebeck et al., 1993) verfügen über mindestens ein Allel der ApoE4-Variante. ApoE4 ist jedoch kein für die Alzheimer-Demenz spezifischer Risikofaktor.

- **ApoE4: ein Risikofaktor auch für Arteriosklerose und für die vaskuläre Demenz**

ApoE4 ist ein Risikofaktor für die Arteriosklerose (Davignon et al., 1988) und begünstigt sowohl die koronare Herzkrankheit (Eto et al., 1989; Van Bockxmeer und Mamotte, 1992; Katzel et al., 1993) als auch zerebrovaskuläre Erkrankungen (Shimano et al., 1989; Noguchi et al., 1993; Pedro-Botet et al., 1994). Man muß daher annehmen, daß ApoE4 im Falle der Alzheimer-Demenz für eine zusätzliche zerebrovaskuläre Schädigung verantwortlich ist und auf diesem Wege die Dekompensation in eine Demenz fördert. Da der prozentuale Anteil von Personen mit ApoE4-Phänotyp an der Gesamtbevölkerung im Alter auf 10-20% abnimmt, scheint der ApoE4-Phänotyp mit einer kürzeren Lebenserwartung assoziiert zu sein (Davignon et al., 1988; Van Bockxmeer, 1994; Schächter et al., 1994; Kervinen et al., 1994).

- **Nur geringe Erhöhung des Alzheimer-Risikos durch ApoE4**

ApoE4 ist für das Auftreten einer Alzheimer-Demenz weder eine notwendige noch eine hinreichende Bedingung, da 30-40% aller Alzheimer-Patienten kein ApoE4-Allel besitzen (und trotzdem erkrankten), andererseits von den 20-30% ApoE4-Trägern in der Allgemeinbevölkerung nur ein sehr kleiner Teil an einer Alzheimer-Demenz erkrankt. Das Lebenszeit-Risko eines/einer 35jährigen mit homozygotem E4/E4-Phänotyp, an einer Alzheimer-Demenz zu erkranken, beträgt lediglich 6,4% (Ben-Shlomo et al.,1993)! Daher eignet sich ApoE bei der Alzheimer-Demenz nicht zu einer Risikoabschätzung und keinesfalls zu einer vorausschauenden Diagnostik.

- **Die protektive Rolle der Rheumatoiden Arthritis**

Epidemiologische Untersuchungen einer Arbeitsgruppe um McGeer und Rogers ergaben, daß die Erkrankungs-Prävalenz bezüglich der Alzheimer-Demenz bei Patienten mit Rheumatoider Arthritis deutlich unter jener der Allgemeinbevölkerung liegt. Während in der Allgemeinbevölkerung etwa 2,9% aller Personen jenseits des 64. Lebensjahres von einer Alzheimer-Demenz betroffen sind, liegt der Prozentsatz bei Patienten mit Rheumatoider Arthritis bei nur 0,4 bis 0,5% (McGeer et al., 1990). Interessanterweise handelt es sich bei der Rheumatoiden Arthritis um eine Erkrankung, bei welcher - ganz ähnlich wie bei der Alzheimer-Demenz (siehe Kapitel 3.3) - der Immunbotenstoff Interleukin-6 und Komplementfaktoren eine entscheidende Rolle spielen. Eine neuere Studie fand Hinweise darauf, daß der protektive Effekt der Rheumatoiden Arthritis möglicherweise durch die bei dieser Erkrankung verordneten antiinflammatorischen Medikamente verursacht wird (Breitner et al., 1994).

4.2 Die familiäre Form der Alzheimer-Demenz

- **"Sporadische" versus "familiäre" Form der Erkrankung**

Bei einer Minderheit von Alzheimer-Patienten finden sich unter Erstgradangehörigen weitere Alzheimer-Erkrankte, was zur Abgrenzung einer familiären Form der Erkrankung ("Familial Alzheimer's Disease" / FAD) führte. Als "sporadisch" werden demgegenüber Erkrankungsfälle bezeichnet, bei denen sich in der Familie keine weiteren Alzheimer-Fälle finden. "Sporadische" Alzheimer-Erkrankungen kommen jedoch keinesfalls sporadisch vor, sondern repräsentieren die Mehrheit von über 90% aller Alzheimer-Erkrankungen. Nur bei 6-7% aller Fälle von Alzheimer-Demenz finden sich Alzheimer-Erkrankungen familiär in einer solchen Weise gehäuft, daß die Kriterien eines autosomal-dominanten Vererbungsmodus erfüllt sind (Duara et al., 1993; siehe auch Appel, 1981; Fischer und Lasmann, 1991). Beobachtungen bei unseren eigenen Demenzpatienten sprechen für einen eher noch geringeren Prozentsatz. Bis zum Jahre 1989 waren weltweit nur 88 Familien mit mehreren Alzheimer-Erkrankungsfällen registriert, von denen lediglich 26 Familien ausreichend Hinweise auf einen autosomal-dominanten Erbgang boten (St. George-Hyslop et al., 1989). Entgegen früheren Annahmen unterscheiden sich vermutliche FAD-Fälle von den sogenannten sporadischen Erkrankungen weder hinsichtlich des Erkrankungsalters noch bei den Symptomen oder beim Krankheitsverlauf (Kay, 1989; Haupt et al., 1991; Haupt et al., 1992).

- **Neurologische Erkrankungen in der Familie als Risikofaktor**

Daß Personen mit einem an Alzheimer-Demenz leidenden Erstgrad-Angehörigen ein im Vergleich zu Kontrollpersonen etwa dreifach erhöhtes Risiko tragen, selbst an einer Alzheimer-Demenz zu erkranken (Van Duijn et al., 1993), wird immer wieder als Beweis für eine hereditäre Komponente interpretiert (z. B. Nöthen, 1994). Eine Studie von Richard Mayeux und Kollegen konnte jedoch nachweisen, daß ein erhöhtes Alzheimer-Erkrankungsrisiko völlig unabhängig davon besteht, ob Erstgrad-Angehörige an einer Alzheimer-Demenz oder an einer anderen neurologischen Erkrankung erkrankt waren bzw. sind (Mayeux et al., 1991). Daß das Vorhandensein eines neurologisch kranken Elternteils oder Geschwisters, **unabhängig von der Art der Erkrankung,** das Alzheimer-Erkrankungsrisiko erhöht, spricht dafür, daß psychosoziale Streßfaktoren eine wichtige Rolle im Rahmen einer nicht-genetischen Transmission von Demenz-Erkrankungen spielen können.

- **Genetische Auffälligkeiten bei familiärer Alzheimer-Demenz**

Bei Patienten mit einer vermuteten "Familiären Alzheimer-Demenz" (FAD) wird seit Jahren nach verantwortlichen Genen gesucht. Ein 1987 publiziertes "FAD-Gen" (St George-Hyslop et al., 1987) hat sich mittlerweile als nichtexistent herausgestellt. Eine später beschriebene Mutation in Aminosäureposition 717 des Amyloid-Prekursor-Protein-Gens (Goate et al., 1991; Übersicht bei Van Dujin et al., 1991; Tanzi et al., 1991), deren Pathogenität noch unbewiesen ist, findet sich nur bei einer kleinen Untergruppe von etwa 5% aller FAD-Patienten (die ihrer-

Erkrankung	EPS-Symptome	Zerebellare Symptome	Motoneuron-Beteiligung	Anfälle oder Myoklonie	Sonstige diagnost. Hinweise
Zerebellare und Spinozerebellare Ataxie	X	X			
Morbus Fahr	X	X		X	Hypokalzämie, Osteoporose
Morbus Hallervorden-Spatz	X		X	X	
Chorea Huntington	X	X			MER ("Chorea jerk"), Hyperkinesien
Membranöse Lipodystrophie	X		X	X	Knochenschmerzen
Metachromatische Leukodystrophie	X		X	X	Arylsulfatase A erhöht
Myotone Dystrophie			X		EMG-Auffälligkeiten
Neuro-Akantho-Cytose	X				Blutausstrich

Abb. 13. Differentialdiagnose der "Familiären Alzheimer-Demenz" (FAD): Erbliche neurologische Erkrankungen, die mit einer Demenz einhergehen können.

seits, wie erwähnt, nur 6-7% aller Alzheimer-Patienten repräsentieren) (Van Duijn et al., 1991; Schellenberg et al., 1991; Brice et al., 1993). Auch von einer auf Chromosom 14 beschriebenen, derzeit noch nicht näher charakterisierten genetischen Auffälligkeit ist lediglich eine kleine Untergruppe von FAD-Patienten betroffen (Schellenberg et al., 1992).

Genetische Aspekte spielen bei der Alzheimer-Demenz insgesamt also eine absolut **untergeordnete Rolle.** Der Beweis, daß die bislang beschriebenen, äußerst selten vorkommenden Mutationen pathogen sind, wurde bislang noch nicht erbracht. Es könnte durchaus sein, daß ein Teil der Patienten mit angeblicher "Familiärer Alzheimer-Demenz" (FAD) tatsächlich an anderen, z. T. sehr selten auftretenden erblichen neurologischen Erkrankungen leidet, die mit einer Alzheimer-Demenz verbunden sein können (siehe Abb. 13; Übersichtsarbeit bei Friedland, 1993). Obwohl sich die mögliche Bedeutung genetischer Veränderungen innerhalb und außerhalb des Amyloidgens nur auf eine Untergruppe von FAD-Patienten und insgesamt auf weit weniger als 1% aller Alzheimer-Patienten insgesamt erstreckt, wird die Bedeutung von Erbfaktoren bei der Alzheimer-Demenz immer wieder grotesk übertrieben (z. B. Kolata, 1991). Die korrekte Aufklärung darüber, daß Vererbungsgesichtspunkte nur bei einer sehr kleinen Minderheit von Alzheimer-Patienten eine Rolle spielen, ist für die nachgeborenen Angehörigen von Alzheimer-Patienten, die nach unserer Erfahrung immer nach dem sie betreffenden Vererbungsrisiko fragen und von voreiligen Presseverlautbarungen über ein angeblich hohes Vererbungsrisiko sehr beunruhigt sind, von großer Bedeutung.

Zusammenfassung
Die Alzheimer-Demenz ist in über 90% aller Fälle keine primär erbliche Erkrankung. Lediglich etwa 7% aller Erkrankungsfälle zeigen eine familiäre Häufung, welche die Voraussetzungen eines autosomal-dominanten Erbgangs erfüllt. Da von diesen Patienten wiederum nur etwa 5% eine der bislang bekannten genetischen Auffälligkeiten tragen, sind insgesamt weniger als 1% aller Alzheimer-Patienten von einer der heute bekannten genetischen Aufälligkeiten betroffen. Haupt-"Risikofaktor" für das Auftreten einer Alzheimer-Erkrankung ist das Alter als solches. Daneben erhöht Apolipoprotein E4 (ApoE4), eine genetische Variante des Eiweißstoffes Apolipoprotein E, das Risiko, an einer Demenz zu erkranken. ApoE4 ist jedoch weder eine notwendige noch eine hinreichende Bedingung für das Auftreten einer Alzheimer-Demenz. Das Lebenszeitrisiko einer 35jährigen Person mit ausschließlicher (homozygoter) ApoE4-Genausstattung, an einer Alzheimer-Demenz zu erkranken, beträgt lediglich 6,4%. Personen mit einem Alzheimer-kranken Erstgradangehörigen tragen ein erhöhtes Risiko, selbst an Alzheimer-Demenz zu erkranken. Das Risiko, an einer Alzheimer-Demenz zu erkranken, ist aber auch dann erhöht, wenn Erstgradangehörige **nicht** an einer Alzheimer-Demenz, sondern an einer anderen neurologischen Erkrankung leiden. Dies könnte dafür sprechen, daß psychosoziale Streßfaktoren eine Rolle bei der nichtgenetischen Transmission von Demenzerkrankungen spielen können.

5 Psychobiologische und psychosomatische Aspekte

5.1 Psychobiologie der Synapse: Beziehungen zwischen Struktur und Funktion

- **Die Bedeutung der Synapse**

Grundlage aller Leistungen unseres Gehirns ist der Informationsaustausch zwischen Nervenzellen. Dieser Informationsaustausch kommt durch den Austausch von Überträgerstoffen (d.h. von Neurotransmittern und Neuropeptiden) zustande und spielt sich im Bereich von spezialisierten Kontaktstellen zwischen Nervenzellen, den sogenannten Synapsen, ab. Auf der Oberfläche einer einzelnen Nervenzelle und ihrer Fortsätze befinden sich bis zu 10.000 Synapsen, die Kontakt zu anderen Nervenzellen halten. Morphologische Grundlage der Alzheimer-Demenz und eng mit kognitiven Parametern korreliert ist ein Rückgang der kortikalen Synapsendichte, welcher bei Alzheimer-Patienten signifikant über das Ausmaß hinausgeht, welches im Verlauf des normalen Alterns zu beobachten ist (Gonatas et al., 1967; Bertoni-Freddari et al., 1989; DeKosky und Scheff, 1990; Bugiani et al., 1990; Probst et al., 1991, Honer et al., 1992; Masliah et al., 1991, 1992, 1993, 1994; Terry et al., 1991; Lassmann et al., 1992; Lippa et al., 1992, Scheff und Price, 1993; Scheff et al., 1993; Zhan et al., 1993; Clinton et al., 1994; Übersichtsarbeiten bei Fischer und Lassmann, 1991; Fischer et al., 1991; Bauer und Berger, 1993; Masliah und Terry, 1993; Bauer, 1994). Folge des Synapsenverlustes ist im Falle der Alzheimer-Demenz ein kortikokortikales Diskonnektions-Syndrom (De Lacoste und White, 1993; Rebeck und Hyman, 1993), welches sich interessanterweise auch elektroenzephalographisch nachweisen läßt (Leuchter et al., 1992).

- **Synapsengebrauch und Plastizität**

Experimentelle Arbeiten der letzten Jahre zeigen, daß Synapsen keine starre, festinstallierte Einrichtung sind, sondern einem lebenslangem Aufbau und Abbau unterliegen, ein als "Plastizität" bezeichnetes Phänomen. Spezifisches Training oder spezifische Aktivität des Individuums determinieren dabei, ob die einer spezifischen Funktion dienenden Synapsen neugebildet, aufrechterhalten oder aufgelöst werden (Übersichtsarbeiten bei Merzenich et al., 1990; Swaab, 1991). Experimentelle Arbeiten der letzten Jahre konnten zeigen, daß die Voraussagen Hebbs richtig waren, daß der **Gebrauch** einer Synapse über ihre **strukturelle Integrität** entscheidet (Hebb, 1949; von der Malsburg, 1983; Flohr, 1991, 1992).

Experimentelle Untersuchungen belegen, daß psychosoziale Faktoren Auswirkungen auf morphologische Parameter des Kortex, insbesondere auch auf die Synapsendichte, haben können. Tierexperimentelle Studien über die Effekte von "enriched and impoverished environments" zeigen, daß psychosoziale Stimuli signifikante Effekte auf die kortikale Ganglienzellzahl, auf die dendritische Arborisation (Verzweigung), auf die kortikale Synapsendichte, auf die Amplituden hippokampaler postsynaptischer Feldpotentiale und auf die Lernfähigkeit haben (Doty 1972; Uylings et al., 1978; Warren et al., 1982; Connor et al., 1980, 1981, 1982; Sharp et al., 1985; Übersichtsarbeit bei Renner und Rosenzweig, 1987).

Demnach hat die Bedienung neuropsychologischer Funktionen, die das Individuum zur Adaption an seine Umwelt und zur Bewältigung seiner psychosozialen Umgebung einsetzt, Rückwirkungen auf die Morphologie von kortikalen Arealen, in denen diese Funktionen repräsentiert sind. Zahlreiche experimentelle Untersuchungen belegen, daß psychosoziale Faktoren von entscheidender Bedeutung für die neuronale und synaptische Plastizität sind (Übersichtsarbeit bei Renner und Rosenzweig, 1987; Swaab, 1991). Daß degenerative Veränderungen kortikaler Neurone weniger mit dem kalendarischen Alter als vielmehr mit dem Ausmaß von kognitiven und motorischen Funktionsleistungen korreliert sind, die ante mortem erbracht wurden (Scheibel et al., 1975, 1976), dürfte daher Ausdruck eines bidirektionalen Zusammenhangs zwischen Aktivität des Individuums und neuronaler Integrität sein.

- **Plastizität im Alter**

Die Fähigkeit zur Neubildung von Synapsen und damit zur Reorganisationsfähigkeit neuronaler Netze ("neuronale Plastizität") bleibt bis ins Alter erhalten. Das Altern per se führt nicht zu einer generellen Verschlechterung kognitiver Parameter (Rapp und Amaral, 1992). Zwar nehmen kognitive Verarbeitungsgeschwindigkeit, Gedächtnisspanne und episodisches Gedächtnis im Alter ab, Assoziationsleistungen ("paired-associate recall") und freie Wiedergabe von Gedächtnisinhalten ("prose recall") sind im gesunden Alter jedoch nahezu unbeeinträchtigt (Verhaeghen et al., 1993). Morphologische Untersuchungen von Buell und Coleman zeigen, daß bei nichtdementen Personen die Länge und Arborisation von Nervenzellfortsätzen bei einer Untergruppe von kortikalen Neuronen zwischen dem 50. und 80. Lebensjahr noch signifikant zunimmt (Buell und Coleman, 1979, 1981). Im Gegensatz zu Nichtdementen zeigen Alzheimer-Demente **keine** altersbegleitende Zunahme der neuronalen Plastizität (Buell und Coleman, 1979, 1981).

Das erstaunliche Ausmaß möglicher neuronaler Plastizität im Alter kann im Grunde nicht überaschen, da das Altern kein Defizitgeschehen ist, sondern in hohem Maße aktive Adaptionsprozesse erfordert und vom Individuum kreativ gemeistert werden muß (Martucci et al., 1984; Kruse 1989; Radebold 1992; Ulmar, 1992). Da neuronale und synaptische Plastizität auch im Alter von Bedeutung ist, sind Überlegungen, daß dauerhafte Störungen zwischen Individuum und psychosozialer Umwelt zu funktionellen und schließlich morphologischen Veränderungen des ZNS führen und einen dementiellen Abbau begünstigen können, keineswegs abwegig (Black et al., 1991, Swaab, 1991).

5.2 Ältere Untersuchungen zu psychosozialen Streßfaktoren bei Demenzkrankheiten

- **Die Entdeckung der "kognitiven Reservekapazität"**

Überlegungen, daß psychosoziale Belastungsfaktoren zur Entwicklung einer Demenz beitragen, wurden erstmals von David Rothschild formuliert, der Neuropathologe und zugleich klinisch arbeitender Psychiater war (Rothschild, 1937, 1945; Rothschild und Sharp, 1941; Sands und Rothschild, 1952). Aufgrund der zum Teil ausgeprägten neuropathologischen Befunde bei zuvor **nicht**dementen Personen kam Rothschild zu der Überzeugung, daß das Gehirn nichtdementer Individuen in der Lage sein müsse, Beeinträchtigungen durch Alzheimer'sche Veränderungen kognitiv in erheblichem Ausmaß zu kompensieren. Die heute vielzitierte "kognitive Reservekapazität" dürfte somit erstmals von Rothschild erkannt worden sein. Rothschild vermutete, daß mit der Bewältigung allgemeiner, altersbegleitender Veränderungen zusammenhängende "factors of a more personal nature" eine präzipitierende Rolle bei der Alzheimer-Demenz spielen. Er nahm an, daß "stress and strain" zu einer Dekompensation dieser kognitiven Reservekapazität und schließlich zur Demenzentwicklung führen (Rothschild und Sharp, 1941; Rothschild, 1945). Bei Patienten mit senilen Psychosen und "Involutionspsychosen" fand Rothschild vor Erkrankungsbeginn einen "loss of outside support on which they were dependent" (Sands u. Rothschild, 1952).

- **Nichtkognitive Auffälligkeiten vor dem Auftreten einer Demenz**

Für die Beteiligung psychosozialer Faktoren an Demenzerkrankungen sprechen weitere Beobachtungen. In einer Reihe von Untersuchungen fanden sich bei Alzheimer-Patienten vor Einsetzen der Erkrankung Auffälligkeiten, die sich nicht ohne weiteres nur als Folge einer bereits eingetretenen präklinischen Alzheimer-Demenz verstehen lassen. So fanden verschiedene Autoren bei Patienten vor Einsetzen kognitiver Symptome eine signifikante Häufung von verminderter Aktivität (Broe et al., 1990) sowie von depressiven und anderen psychischen Störungen (Oakley, 1965; Broe et al., 1990; Jorm et al., 1991; Kokmen et al., 1991; Hagnell et al., 1992; siehe auch Amaducci und Lippi, 1992). Diese Störungen sind z. T. bereits 10 Jahre vor Einsetzen erster neuropsychologischer Symptome anzutreffen (Jorm et al., 1991). Amster und Krauss beschreiben eine Häufung von Streßereignissen im Vorfeld von Demenzerkrankungen (Amster und Krauss, 1974). Seit längerem ist bekannt, daß psychogene Faktoren Merkfähigkeitsstörungen induzieren und bei Alzheimer-Dementen akzentuieren können (Morgan, 1967; Luine et al., 1994). Nichtkognitive, psychologische Symptome im Vorfeld der Demenz wurden vielfach beschrieben (Liston, 1977, 1979; Berrios, 1989; Kurz et al., 1991; Bozzola und Gorelick, 1992; Haupt et al., 1992) und dürften ein wichtiger, meist allerdings völlig vernachlässigter Aspekt der Alzheimer-Erkrankung sein .

5.3 Ergebnisse einer Studie zu psychosomatischen Aspekten

Auch uns interessierte, ob Streßfaktoren im Vorfeld der Alzheimer-Demenz eine besondere Rolle spielen oder ob sich andere Hinweise darauf finden lassen, daß psychosomatische Faktoren für diese Erkrankung von Bedeutung sind. Wir hielten eine diesbezügliche Untersuchung nicht nur deshalb für sinnvoll, weil - wie bereits erwähnt - tierexperimentelle Studien nachgewiesen hatten, daß psychosoziale Faktoren für die neuronale Plastizität auch im Alter von entscheidender Bedeutung sind (Übersichtsarbeit bei Renner und Rosenzweig, 1987), sondern auch deshalb, weil die Synthese des in den Hirnen von Alzheimer-Patienten gebildeten Immunbotenstoffs Interleukin-6 (Bauer et al., 1991; Berkenbosch et al., 1992; Wood et al., 1993) u. a. auch durch psychischen Streß induziert werden kann (LeMay et al., 1990; Zhou et al., 1993; eine Übersichtsarbeit zu den immunologischen Aspekten der Alzheimer-Demenz findet sich bei Bauer und Berger, 1993; Kalaria, 1993).

- **Untersuchungsmethode**

Wir untersuchten bei zwanzig im Alter von unter 70 Jahren erkrankten Patienten (11 Frauen, 9 Männer, mittleres Alter 54,5 Jahre), welche die NINCDS-ADRDA-Kriterien (McKhann et al., 1984) für die klinische Diagnose einer wahrscheinlichen Alzheimer-Demenz erfüllten, die biografische Vorgeschichte, die prämorbide Persönlichkeit und die psychodynamische Entwicklung im Vorfeld der Erkrankung. Elf alterskorrelierte Patienten (4 Frauen, 7 Männer, mittleres Alter 54,4 Jahre), welche NINCDS-Kriterien einer vaskulären Demenz (Roman et al., 1993) erfüllten, wurden als Kontrollgruppe untersucht. Da die Patienten aufgrund ihrer Erkrankung selbst nur eingeschränkt rapportfähig waren, wurden pro Patient mindestens zwei, maximal fünf enge Angehörige (Ehepartner, Geschwister, erwachsene Kinder oder noch lebende Eltern) zur Anamnese der Patienten befragt. Bei jeweils 2 Angehörigen pro Patient setzten wir dabei auch die Fremd-Rating-Fassungen des Freiburger Persönlichkeits-Inventars (FPI) (Fahrenberg et al., 1984) sowie des Giessen-Tests (GT) (Beckmann und Richter, 1972) zur Erfassung der prämorbiden Persönlichkeit ein. Die biografische Vorgeschichte und psychodynamische Entwicklung im Vorfeld der Erkrankung wurde zusätzlich in semistrukturierten Einzel-Interviews erfragt, die wir mit mindestens zwei Angehörigen pro Patient führten. Diese Interviews wurden in der Art tiefenpsychologisch orientierter Erstinterviews geführt (Argelander, 1989), ähnlich wie wir sie bereits im Rahmen einer früheren psychosomatischen Studie durchgeführt hatten (Bauer, 1982).

Um Angaben über die tatsächlich **prämorbiden** Verhältnisse zu erhalten, wurde zunächst der Beginn der Erkrankung bei allen Patienten auf den frühesten Zeitpunkt datiert, für welchen von einer der Auskunftspersonen diskreteste neuropsychologische Auffälligkeiten berichtet worden waren (erfragt wurden vermehrte Vergeßlichkeit, Verständnisprobleme, Probleme bei der Ausführung von Tätigkeiten, Wortfindungsprobleme, Hinweise auf Desorientierung, Hilflosigkeit). Es wurde also eine frühestmögliche Datierung des Erkrankungsbeginns vorgenommen. Die Auskunftspersonen wurden dann gebeten, ihre Angaben zur prämorbiden

Persönlichkeit und zur Partnerschaft der Patienten zunächst auf einen Zeitpunkt mindestens 5 Jahre **vor** dem so festgesetzten Beginn der Erkrankung zu beziehen.

- **Prämorbide Persönlichkeitsmerkmale**

Die Auswertung der Persönlichkeitsinventare ergab, daß sich die von Angehörigen berichteten prämorbiden Persönlichkeitsmerkmale von Alzheimer-Patienten sowohl im FPI als auch im GT fast durchweg innerhalb der Norm bewegten. Lediglich im FPI wurde bei den Alzheimer-Patienten eine Tendenz zu vermehrter sozialer Orientierung und vermehrter Extraversion berichtet. Bei den vaskulären Patienten zeigte sich im FPI eine Tendenz zu vermehrter sozialer Orientierung und vermehrter Leistungsorientierung, während sich die mit dem GT erfaßten Angaben im Normbereich bewegten.

Wurden die mit dem FPI erfaßten Persönlichkeitsmerkmale von Alzheimer-Patienten und vaskulären Patienten statistisch gegeneinander verglichen (Student-t-Test, SPSS), dann zeigte sich zwischen den beiden Diagnosegruppen ein signifikanter Unterschied bei den Skalen für Leistungsorientierung ($p<0,01$) und für psychosomatische Störungen ($p<0,05$). Im Vergleich zu Alzheimer-Patienten waren Patienten mit einer vaskulären Demenz vor ihrer Erkrankung signifikant stärker leistungsorientiert und ehrgeizig-konkurrierend. Demgegenüber waren Patienten mit einer Alzheimer-Demenz prämorbid signifikant häufiger von psychosomatischen Störungen betroffen als vaskuläre Patienten. Dieses Ergebnis ist nicht die Folge der unterschiedlichen Geschlechtsverteilung beider Kollektive, da sich bei einem Vergleich zwischen allen männlichen und allen weiblichen Patienten hinsichtlich Leistungsorientierung und psychosomatischen Störungen keine Unterschiede zeigten.

Im Rahmen der semistrukturierten Interviews ließen wir uns die Persönlichkeiten der Patienten beider Diagnosegruppen zusätzlich frei schildern. Wir nahmen auf der Basis dieser Schilderungen daraufhin eine Analyse nach den Kriterien Konfliktvermeidung versus Durchsetzungsvermögen, Unterordnung versus Dominanz und Geselligkeit versus Einzelgängertum vor. Die prämorbiden Persönlichkeiten von Alzheimer-Patienten wurden als eher konfliktvermeidend (19 von 20 Patienten), eher zur Unterordnung neigend (19/20) sowie als eher gesellig (19/20) beschrieben, während vaskuläre Patienten sich bei Konflikten eher durchsetzten (8/11), Dominanz anstrebten (10/11) und etwas zum Einzelgängertum neigten (5/11). Die Unterschiede zwischen beiden Diagnosegruppen waren hochsignifikant bzw. signifikant (Chi-Quadrat-Testung, SPSS: Konfliktvermeidung vs. Durchsetzungsvermögen $p<0,001$; Dominanz vs. Unterordnung $p<0,001$, Geselligkeit vs. Einzelgängertum $p<0,01$).

- **Partnerschaftsmuster**

Auch die Auswertung der in den semistrukturierten Interviews geschilderten biografischen Verläufe zeigte interessante Ergebnisse. Wir untersuchten, ob sich zwischen Alzheimer-Patienten und vaskulären Patienten Unterschiede in den Partnerschaften bzw. Ehen abzeichnen. Wir machten eine deutliche Vorrangstellung bei der Entscheidung über alltagsrelevante Fragen (finanzielle Dispositionen, Entscheidungen über Ortswechsel, Wohnungseinrichtung, Wochenend- und Urlaubsgestaltung) zum Kriterium für die "Dominanz" eines Partners. In den Partnerschaften der Alzheimer-Patienten waren fast durchweg die Partner der Patienten dominant (bei 19 von 20 Patienten), in den Partnerschaften der vaskulären Patienten dagegen waren es die Patienten selbst (9/11). Der Unterschied zwischen beiden Gruppen war statistisch hochsigifikant (Chi-Quadrat-Testung, $p<0{,}001$). Interessant war in diesem Zusammenhang, daß 9 der 20 Alzheimer-Patienten, jedoch keiner der vaskulären Patienten eine im Vergleich zu ihren Partnern geringere Schulbildung hatten (Sigifikanz des Unterschieds zwischen den Diagnosegruppen $p<0{,}05$).

- **Zuspitzung und Konflikte im Vorfeld des Erkrankungsbeginns**

Aus den Partnerschaftsbeziehungen der Alzheimer-Patienten wurden bis zu einem Zeitpunkt von etwa 1-5 Jahren vor Erkrankungsbeginn keine besonderen Konflikte berichtet. Im Gegenteil schien sogar meist ein sehr gutes Einvernehmen bestanden zu haben, was darauf schließen läßt, daß die inferiore Position der Alzheimer-Patienten einem einvernehmlichen psychosozialen Arrangement der Partner, etwa im Sinne von Stavros Mentzos (Mentzos, 1991), entsprach. Im zeitlichen Vorfeld des Erkrankungsbeginns jedoch, beginnend zwischen 12 Monaten und 5 Jahren vor Einsetzen erster Symptome, war es bei allen Patienten zu einer Zuspitzung der persönlichen Situation und zum massiven Aufbrechen von Konflikten gekommen. Bei den Alzheimer-Patienten wurden aus diesem Zeitraum bei allen 20 Patienten anhaltende Konflikte in den Partnerschaften berichtet, die in 15 von 20 Fällen durch einen verschärften Eingriff in die Selbstbestimmung der Patienten, in 14 von 20 Fällen durch anhaltende verbale Herabsetzungen und negative Attribuierungen an die Adresse der Patienten gekennzeichnet waren. Konflikte **dieser Art** wurden nur bei einem von elf vaskulären Patienten beobachtet, der diesbezügliche Unterschied zwischen beiden Patientengruppen war signifikant ($p<0{,}05$).

Konflikte im Vorfeld der Erkrankung fanden sich auch bei den vaskulär-dementen Patienten, sie waren hier jedoch anderer Natur. Bei den vaskulären Patienten hatten sich die Konflikte dadurch ergeben, daß sich bislang vom Patienten dominierte Bezugspersonen emanzipierten und sich der bis dahin über sie ausgeübten Kontrolle durch den Patienten entzogen (in 10 von 11 Fällen). Dieses Muster wurde bei keinem der Alzheimer-Patienten beobachtet, beide Patientengruppen unterschieden sich diesbezüglich hochsignifikant ($p<0{,}001$).

- **Motivationsverlust versus Kontrollverlust**

Bei den Alzheimer-Patienten fiel auf, daß die wichtigsten Motivationsbereiche im Leben dieser Patienten nach den Schilderungen der Auskunftspersonen fast ausschließlich am Für-Andere-Dasein (Kinder, Partnerschaft, Beruf) orientiert waren. Dies traf für weibliche Alzheimer-Patienten in ganz besonderem Ausmaß zu. Im Zusammenhang mit den oben erwähnten Konflikten und mit weiteren Veränderungen (wie z.B. Auszug der Kinder, Tod eines geliebten Elterteils oder Verlust von Freunden) war es bei 19 der 20 Alzheimer-Patienten im unmittelbaren Vorfeld der Erkrankung zu einem fast vollständigen Verlust von bis dahin zentralen motivationalen Bereichen gekommen.

Das prämorbide Beziehungsmuster bei Patienten mit vaskulärer Demenz war demgegenüber durch Dominanz und durch eine Tendenz zur Kontrolle von Bezugspersonen gekennzeichnet und ähnelte dem "Typ A-Verhalten", welches Fried-

	Alzheimer-Demenz	Vaskuläre Demenz
Langjähriges Beziehungsmuster vor der Erkrankung	• Behütung und einvernehmliche Fremdbestimmung durch Bezugspersonen	• Tendenz zur Alleinentscheidung • "Kontrolle" von Bezugspersonen durch den Patienten
Zuspitzung der Situation vor dem Einsetzen kognitiver Symptome	• Zunahme der Fremdbestimmung durch Andere • Wegfall bisheriger sozialer Bezüge	• Emanzipation bisher "kontrollierter" Bezugspersonen
Hauptveränderung im Patienten	• Motivationsverlust	• Kontrollverlust

Abb. 14. Psychologische Beobachtungen bei Demenz-Patienten.

man und Rosenman bei Patienten mit koronarer Herzkrankheit beschrieben hatten (Friedman und Rosenman, 1959). Im zeitlichen Vorfeld der Erkrankung hatten Bezugspersonen begonnen, sich dieser Kontrolle zu entziehen.

Zusammenfassend läßt sich sagen, daß die Situation vor Ausbruch der Erkrankung bei den Alzheimer-Patienten durch einen **Verlust an Motivation**, bei den vaskulär-dementen Patienten durch einen **Verlust an Kontrolle** gekennzeichnet ist (Abb. 14). Beide Kriterien trennen die beiden Patientengruppen in hochsignifikanter Weise (Chi-Quadrat-Testung, jeweils $p<0,001$).

- **Psychobiologische Aspekte**

Ein in allen untersuchten Biografien von Alzheimer-Patienten gefundenes Muster war, daß eher anlehnungsbedürftige, z. T. selbstunsichere Personen im Verlauf einer langjährigen Entwicklung in einen Zustand weitgehender Fremdbestimmung und "fürsorglicher Bevormundung" geraten waren, die durch die jeweils wichtigsten Bezugspersonen ausgeübt wurde. In allen Fällen war zu beobachten, daß in einem Zeitraum von 1 bis 5 Jahren vor Beginn der Erkrankung sich die Beziehungen der Patienten zur jeweils wichtigsten Bezugsperson verändert hatten. Die Veränderung hatte sich entweder durch den Verlust des Partners oder durch die Einbuße der bislang fürsorglichen Qualität und positiven emotionalen Tönung der Paarbeziehung ergeben. Häufig kam es zeitgleich zu einer Trennung (z. B. Wegzug von Kindern) oder zum Verlust von weiteren Bezugspersonen (z. B. Verlust von Geschwistern oder Freunden durch Tod), die für den Patienten bis dahin eine besondere stützende Funktion gehabt hatten. Ein typisches Ereignis im zeitlichen Vorfeld der Erkrankung war die Trennung von aus dem Hause gehenden Kindern, die von vielen Patienten als Absturz in die persönliche Bedeutungslosigkeit erlebt wurde.

Bei vaskulären Demenzpatienten fand sich im Vorfeld der Erkrankung ein anderes Muster. Zu Konflikten kam es hier, weil sich Bezugspersonen, die von den Patienten bislang dominiert und kontrolliert worden waren, gegen den Patienten auflehnten oder vom Patienten lösten. Typisch hierfür war die offene Auflehnung heranwachsender oder erwachsener Kinder, eine Emanzipation des Partners oder auch eine Trennungsdrohung. Alternativ oder zusätzlich war in einigen Fällen zu beobachten, daß den Patienten auch im beruflichen Umfeld die Kontrolle zu entgleiten drohte (z.B. aufgrund einer Kündigung des Patienten, oder bei Selbständigen aufgrund einer geschäftlichen Niederlage).

Psychobiologisch-psychosomatisch gesehen deuten unsere Ergebnisse darauf hin, daß später an einer Alzheimer-Demenz erkrankte Personen im Verlauf einer langjährigen, durch Behütung und Fremdbestimmung geprägten Entwicklung verlernt haben, Strategien zur selbständigen Bewältigung von neu auftretenden, kritischen Situationen zu entwickeln. Es erscheint denkbar, daß eine Entwicklung, die der sogenannten "gelernten Hilflosigkeit" nicht unähnlich ist (Seligman 1973; Miller und Norman, 1979), zu einer dysfunktionalen Bedienung neuronaler Netze führt und einen Rückgang neuronaler Plastizität im Bereich des parietotemporalen und frontalen Kortexes zur Folge hat.

Eine langjährige Entmündigungsentwicklung könnte einen selektiven Rückgang von Plastizität in jenen neuronalen Funktionseinheiten erklären, in denen die Programme für höhere, exekutive neuropsychologische Leistungen gespeichert sind. Dies könnte die bereits erwähnte bemerkenswerte **Selektivität der Symptomatik** bei der Alzheimer-Demenz verständlich machen. Wie bereits erwähnt, sind die für höhere neuropsychologische Leistungen entscheidenden Assoziationsfelder bei der Alzheimer-Demenz in besonderer Weise von degenerativen Veränderungen betroffen (Van Hoesen und Solodkin, 1993). Der in den parietotemporalen und frontalen Rindenarealen besonders ausgeprägte Rückgang der kortikalen Synapsendichte (Bertoni-Freddari et al., 1989; DeKosky und Scheff, 1990; Terry et al., 1991; Lassmann et al., 1991; Scheff und Price, 1993) könnte der morphologische Ausdruck eines psychobiologisch bedingten Rückganges neuronaler Plastizität und der Startpunkt einer neurodegenerativen Kaskade sein.

- **Streß und Neurodegeneration**

Sowohl bei den Alzheimer-Patienten als auch bei den vaskulär-dementen Patienten bestand vor Beginn der Erkrankung eine anhaltende Streß-Situation im Sinne eines klassischen nichtkontrollierbaren ("unescapable") Streß. Beide Patientengruppen sahen sich einer neuen Situation gegenüber, die von einer langjährig gewohnten Situation signifikant abwich. Die neue Situation mußte mangels hinreichender Bewältigungsmöglichkeiten als Bedrohung empfunden werden. Abgesehen von den möglichen direkten neurodegenerativen Effekten von Streß (Sapolsky, 1992) muß angenommen werden, daß chronischer Streß auch zu einer Verminderung der bereits erwähnten "kognitiven Reservekapazität" führt. Erfreulicherweise beginnt sich die neurobiologische Forschung heute wieder vermehrt für die Zusammenhänge zwischen Streß, Neurodegeneration und Demenz zu interessieren (Sapolsky, 1992; Landfield, 1994).

- **Therapeutische Konsequenzen**

Nach Stellung einer Alzheimer-Diagnose muß eine **akute Entlastung** des Patienten **und** seiner Angehörigen erfolgen. Damit Alzheimer-Patienten solange als möglich im privaten Umfeld verbleiben können, muß das Umfeld entlastet werden. Die psychologische Unterstützung der primären Bezugsperson, also des Ehepartners oder betreuender Kinder, ist dabei von zentraler Bedeutung, gerade auch für den Patienten selbst. Das Angebot zur Teilnahme an einer Angehörigengruppe sollte immer erfolgen, reduziert die Belastung allerdings oft noch nicht ausreichend. Wir beobachteten, daß sich viele Partner von Alzheimer-Patienten in einer Situation befinden, die durch Trauer über die Erkrankung des Partners und durch das simultane Fortbestehen eines - bereits aus der Zeit vor Beginn der Erkrankung herrührenden - Partnerschaftskonfliktes gekennzeichnet ist. Das meist ausgesprochen engagierte Bemühen der Partner um den Patienten und um ein Management der sich aufgrund der Erkrankung stellenden Herausforderungen sollte nicht darüber hinwegsehen lassen, daß viele Partner emotional schwer belastet und durch depressive Störungen erheblich gefährdet sind. Den jeweiligen Angehörigen sollte daher das Angebot einer entlastenden psychotherapeutischen Bearbeitung der neuentstandenen Situation gemacht werden.

Als weitere Konsequenz aus unseren Beobachtungen ergibt sich die Notwendigkeit, Alzheimer-Patienten in einem möglichst frühen Stadium der Erkrankung motivational und mental zu aktivieren (siehe Kapitel 8). Aktivierungsmaßnahmen müssen ohne jeglichen Zeit- und Leistungsdruck durchgeführt und dürfen die ohnehin bereits vorhandene Unselbständigkeit des Patienten nicht weiter verstärken. Von nichtausgebildeten Personen, z. B. von Angehörigen, durchgeführte Trainingsmaßnahmen werden nach unserer Beobachtung leider häufig nach Art einer Dressur absolviert und sind dann eher schädlich. Idealerweise ist anzustreben, daß Alzheimer-Patienten die Hälfte des Tages in einer Tagesstätte verbringen können, in welcher die Patienten von ausgebildeten Kräften motivational, kognitiv und sportlich aktiviert werden. Untersuchungen im Rahmen der Nürnberger SIMA-Studie belegen, daß eine multimodale Aktivierung einem unimodalen Training signifikant überlegen ist (Oswald et al., 1993).

Zusammenfassung
Psychosoziale Umgebungsfaktoren haben auch im Alter experimentell nachgewiesene Effekte auf die kortikale Plastizität, d.h. auf die Fähigkeit der Hirnrinde, vorhandene Synapsen zu stabilisieren und neue Synapsen zu bilden. Während stimulierende Umgebungsbedingungen die kortikale Plastizität fördern, haben Inaktivität, Reizverarmung und anhaltender psychischer Streß experimentell belegte neurodegenerative Effekte. Daher ist grundsätzlich die Möglichkeit in Betracht zu ziehen, daß bei der Alzheimer-Demenz, einer durch den Verlust kortikaler Synapsen gekennzeichneten Erkrankung, psychosoziale Faktoren eine Rolle spielen. Die Analyse prämorbider Lebensläufe von Alzheimer-Patienten zeigt, daß sich vor Einsetzen erster kognitiver Symptome der Erkrankung eine jahrelange Deaktivierungsentwicklung finden läßt, die durch Behütung, Fremdbestimmung und schließlich durch **Motivationsverlust** gekennzeichnet ist. Eine vergleichende Analyse der prämorbiden Lebensläufe vaskulär-dementer Patienten zeigt ein davon abweichendes Muster. Bei vaskulär-dementen Patienten, deren prämorbide Persönlichkeiten häufig von einem ausgeprägten Kontrollbedürfnis gegenüber Bezugspersonen geprägt sind, findet sich im zeitlichen Vorfeld der Erkrankung häufig ein **Kontrollverlust**, der in der Regel dadurch zustandekommt, daß Bezugspersonen sich der bis dahin ausgeübten Kontrolle durch den Patienten entziehen.

6 Diagnostisches Vorgehen zur Abklärung eines Verdachts auf Alzheimer-Demenz

6.1 Grundregeln des diagnostischen Vorgehens

- **Diagnostische Ziele**

Ziele diagnostischer Maßnahmen bei der Abklärung eines Verdachts auf Alzheimer-Demenz sind

1. die Objektivierung eines tatsächlichen und hinreichenden kognitiven Defizits nach den Kriterien der ICD 10, des DSM IIIR oder der NINCDS-ADRDA-Arbeitsgruppe (siehe Kapitel 2.1) und
2. der Ausschluß anderer möglicher Ursachen einer Demenzerkrankung. Dieser Ausschluß anderer möglicher Ursachen einer Demenzerkrankung ist von großer Wichtigkeit (Abb. 15).

- **Die Bedeutung reversibler Demenzsyndrome**

Zwischen 10 und 20% aller an einem dementiellen Syndrom erkrankten Patienten leiden an einer reversiblen Demenzform (Friedland, 1993). Die Erkennung behandelbarer, reversibler Demenzerkrankungen ist daher von allergrößter Bedeutung. Reversible Demenzsyndrome können z. B. die Folge einer Hypothyreose sein oder einer Nebenschilddrüsenerkrankung, eines Vitamin B12- oder Folsäure-Mangelsyndroms, eines Normaldruckhydrozephalus, einer Vaskulitis, eines unbehandelten Morbus Parkinson, einer Raumforderung (Tumor oder chronisches Hämatom), einer Intoxikation bzw. Medikamenten-Nebenwirkung (z. B. anticholinerge Medikamente, Wismuth-Dauereinnahme) oder einer depressiven Pseudodemenz (Übersichtsarbeiten siehe Berlit et al., 1990; Friedland, 1993; Bauer und Berger, 1993; Demenz nach Dauereinnahme eines Wismuth-Präparates siehe Kendel et al., 1992).

- **Elemente des diagnostischen Vorgehens**

Elemente des diagnostischen Vorgehens sind in der angegebenen Reihenfolge:

1. die Erhebung der Anamnese (mit Fremdanamnese von möglichst zwei Angehörigen)
2. die klinische Erhebung des internistischen, neurologischen und psychiatrischen Status
3. eine neuropsychologische Untersuchung einschließlich der Anwendung von Testinventaren
4. laborchemische Untersuchungen, eventuell mit Liquordiagnostik
5. eine begrenzte apparative Zusatzdiagnostik (EKG, Röntgen-Thorax, EEG, CCT oder NMR).

Auszuschließende Erkrankungen vor Stellung einer Alzheimer-Diagnose

- Vaskuläre Demenzerkrankungen, z.B. subkortikale Enzephalopathie, Thalamus-Infarkte
- Vaskulitis, Systemischer Lupus erythematodes (LE), M. Sneddon
- Hypothyreose
- Hyperparathyreoidismus, Pseudohypoparathyreoidismus
- Normaldruck-Hydrozephalus
- Subdurales Hämatom
- Depressive Pseudodemenz
- Hysterische Demenz (Ganser-Syndrom)
- M. Parkinson
- Multisystematrophie (MSA)
- Progressive supranukleäre Lähmung
- Amyotrophe Lateralsklerose mit Demenz
- Frontal lobe dementia (FLD)
- Spongioforme Enzephalopathien

Abb. 15. Differentialdiagnose der Alzheimer-Demenz.

6.2 Erhebung der Anamnese

Eine **eingehende Anamneseerhebung** ist bei Demenzerkrankungen von großer Bedeutung, da sie bereits entscheidende Hinweise darauf geben kann, welche Erkrankung einem dementiellen Syndrom zugrundeliegt. Bezüglich der **Familienanamnese** ist nach Demenzerkrankungen und anderen neurologischen Erkrankungen bei Erstgradangehörigen zu fragen. Außerdem ist zu erfragen, ob bei diesen Risikofaktoren für vaskuläre Erkrankungen vorliegen bzw. vorgelegen haben (Hypertonie, Diabetes mellitus) und welche anderen internistischen Erkrankungen bekannt waren. Bei der **Eigenanamnese** interessieren neben allgemeinen biografischen Angaben und der üblichen Vorerkrankungsanamnese insbesondere Kopftraumen, Zahl stattgehabter Vollnarkosen, Exposition gegenüber Noxen, Hinweise auf endokrinologische Erkrankungen (Hypothyreose, Diabetes mellitus), Hypertonus-Anamnese, akute oder chronisch-entzündliche Erkrankungen, neurologische Symptome bzw. Erkrankungen in der Vorgeschichte, stattgehabte psychiatrische Erkrankungen sowie Medikamenteneinnahmen über längere Zeit.

Bei der **aktuellen Anamnese** sind die persönlichen Umstände und die speziellen Symptome am Beginn der Erkrankung eingehend zu explorieren. Die Befragung von **mehreren** Angehörigen bringt nach unserer Erfahrung oft ein entscheidendes Mehr an Informationen. Von besonderer Bedeutung ist, ob die Symptome langsam und schleichend (evtl. zunächst von den Angehörigen nicht wahrgenommen) einsetzten oder eher abrupt auftraten. Von Interesse ist auch, ob das Auftreten kognitiver Auffälligkeiten von psychischen Symptomen (Rückzug, Depressivität, Apathie) begleitet oder mit (evtl. nur kurzfristigen) neurologischen Symptomen vergesellschaftet war. Von Bedeutung sind auch Angaben zum bisherigen Verlauf der Symptomatik (gleichmäßig oder deutlich fluktuierend). Schließlich ist zu fragen, welche Medikamente der Patient bei Beginn der Symptomatik einnahm.

Oft gibt die Anamnese bereits wichtige Hinweise darauf, ob eine Alzheimer-Demenz in Frage kommt oder ob eine vaskuläre Demenzform wahrscheinlich ist. Eine langjährige Hypertonie- oder Diabetes mellitus-Anamnese, ein eher abruptes Einsetzen und eine starke Fluktuation der Symptomatik sprechen gegen eine Alzheimer-Demenz und weisen in Richtung einer vaskulären Demenzerkrankung. Wie bereits erwähnt, litt z. B. der frühere Politiker Herbert Wehner nicht an einer Alzheimer-Demenz, sondern an einer vaskulären Enzephalopathie. Die Erkrankung Wehners, die durch einen typischen plötzlichen Beginn und durch einen stark fluktuierenden Verlauf gekennzeichnet war, hatte sich auf dem Boden eines langjährigen insulinpflichtigen Diabetes mellitus entwickelt.

6.3 Psychiatrischer, neurologischer, internistischer Status

Wichtiger als jede andere diagnostische Einzelmaßnahme ist die Erhebung eines psychiatrischen, neurologischen und internistischen Status. Die **psychiatrische Untersuchung** sollte klären, ob eine Bewußtseinsstörung besteht (dann ist die Diagnose einer Alzheimer-Demenz zunächst ausgeschlossen), ob eine depressive Erkrankung vorliegt (eine Depression kann mit Konzentrationsstörungen verbunden sein), oder ob Hinweise auf eine hysterische Pseudodemenz (sog. Ganser-Syndrom), auf eine schizophrene Psychose oder auf eine isolierte Wahnerkrankung im Alter vorliegen. Die **neurologische Untersuchung** sollte klären, ob Hirnnervenausfälle, Enthemmungs- oder Pyramidenbahnzeichen, motorische oder sensible Einbußen, Stammganglienzeichen, Kleinhirnzeichen bzw. Störungen bei den koordinativen Leistungen zu finden sind. Besteht zum Zeitpunkt des Einsetzen eines dementiellen Syndroms eine fokalneurologische Symptomatik oder liegen Hinweise auf eine motorische Schwäche, auf extrapyramidale Zeichen oder Kleinhirnzeichen vor, dann spricht dies gegen die Diagnose einer Alzheimer-Erkrankung. Die neurologische Untersuchung sollte außerdem sicherstellen, daß keine Störung bei den primären Sinnesleistungen vorliegt. Die **internistische Untersuchung** dient insbesondere der Erkennung einer kardiovaskulären Erkrankung bzw. ihrer Risikofaktoren (Hypertonie, Diabetes mellitus, Hyperlipidämie), einer Systemerkrankung (insbesondere einer Vaskulitis oder eines M. Sneddon) und dem Ausschluß einer Insuffizienz eines inneren Organs (Leber, Niere, Gastrointestinal-Trakt, Schilddrüse).

Im Rahmen der psychiatrischen oder neurologischen Untersuchung sollte eine **klinische neuropsychologische Untersuchung** durch den untersuchenden Arzt erfolgen. Zu prüfen sind Bewußtseinsklarheit, Konzentration und Aufmerksamkeit, allgemeine Auffassung und Verständnis, Merkfähigkeit und Altgedächtnis, Orientierung (örtlich, zeitlich, situativ), Praxie, Sprache (Flüssigkeit, Wortfindung, Objekt-Benennen, Paraphasien), Schreiben, Lesen, Rechnen im unteren Zahlenraum, visuokonstruktive Fähigkeiten (Abzeichnen, Figurenlegen).

6.4 Neuropsychologische Testdiagnostik

Testinventare gehören heute zum unverzichtbaren Bestand bei der Alzheimer-Diagnostik. Allerdings besteht neuerdings eine Tendenz, Therapiestudien mit Inventaren zu überfrachten und Patienten damit völlig zu überfordern. **Testinventare brauchen Zeit.** Fühlt sich der Patient unter Zeit- und Leistungsdruck, dann nimmt das kognitive Leistungsvermögen sofort signifikant ab! Die Anwendung von Testinventaren macht daher nur Sinn, wenn sie in einer entspannten, freundlichen Atmosphäre durchgeführt werden.

Eine zusätzlich zur klinischen Untersuchung vorgenommene Objektivierung und Quantifizierung kognitiver Defizite anhand eines Kurzinventars zählt heute zum Standard bei der Demenzdiagnostik. Als Standard-Kurztest sollte heute generell der Mini-Mental-State (MMS) verwandt werden (Folstein et al., 1975; Bezug der deutschen Fassung über die Beltz Test GmbH in Weinheim), welcher zusammen mit der Hachinski-Skala (Hachinski et al., 1975) im Münchner SIDAM-Inventar enthalten ist (Zaudig et al., 1991). Für die Anwendung des MMS benötigt der Geübte etwa 20 Minuten, das gesamte SIDAM-Inventar erfordert etwa 45 Minuten Zeit. Der MMS-Kurztest hat sich als überaus reliables Inventar erwiesen (Villardita und Lomeo, 1992) und ist, da er sich sowohl zur Erfassung von Frühstadien als auch von Spätstadien der Erkrankung eignet (Salmon et al., 1990), ein exzellentes Instrument zur Verlaufsbeobachtung.

Zusätzlich zum MMS kann eine ausführliche Testung kognitiver und nichtkognitiver Symptome anhand der Alzheimer's Disease Assessment Scale (ADAS) erfolgen (deutsche Fassung siehe Weyer et al., 1992, Bezug über die Beltz Test GmbH in Weinheim). Die Anwendung dieses in zahlreichen neueren internationalen Therapiestudien verwandten Inventars ist insbesondere dann erforderlich, wenn im Rahmen von Therapiestudien eine Evaluation von Therapieeffekten vorgenommen werden muß. Parallel zur ADAS, welche etwa 2 Stunden Zeit beansprucht, sollte bei Therapiestudien der globale Schweregrad der Erkrankung anhand der siebenstufigen Global Deterioration Scale (GDS) (Reisberg et al., 1982; deutsche Fassung siehe Ihl und Frölich, 1991; Bezug bei der Beltz Test GmbH, Weinheim) bestimmt werden. Eine Alternative zur ADAS sind die kompletten Reisberg-Skalen (deutsche Fassung: Ihl und Frölich, 1991), als Alternative zur GDS wäre die Sandoz Clinical Assessment Scale (SCAG, dt. Fassung: Venn et al., 1986) zu nennen.

Als Hilfe bei der Evaluation eines depressiven Syndroms, sowohl bei der Erstdiagnostik als auch bei der Verlaufsbeobachtung (auch zur Evaluation des Therapieerfolges nach Ansetzen einer antidepressiven Pharmakotherapie) empfielt sich der Einsatz der Hamilton-Skala (Hamilton, 1960), die lediglich etwa 10 Minuten Zeit beansprucht.

6.5 Labor- und Liquordiagnostik

Zweck und Ziel labordiagnostischer Maßnahmen bei der Abklärung eines Verdachts auf Alzheimer-Demenz ist der differentialdiagnostische Ausschluß anderer Erkrankungen. Die Labordiagnostik hat ihre Bedeutung vor allem mit Blick auf die Erkennung von reversiblen Demenzsyndromen auf der Grundlage internistischer Erkrankungen. Erkrankungen, die ausgeschlossen werden müssen, sind insbesondere eine Hypothyreose (Schilddrüsenwerte), ein Hyper- oder Pseudohyperparathyreoidismus (Kalzium, evtl. Parathormon), eine Leber- oder Niereninsuffizienz, ein Vitamin B12- oder Folsäuremangel sowie eine Vaskulitis oder ein Morbus Sneddon (BSG, ANA, ANCA, Phospholipid-AK). Es sollten die folgenden Untersuchungen durchgeführt werden:

- **Klinisch-chemisches Labor:**

Obligatorisch: Blutsenkung (BSG), Differentialblutbild, Serum-Elektrolyte, Leberwerte, Retentionswerte, Serumglukose, CRP, T3, T4, TSH, Vitamin B12, Folsäure
Fakultativ: Parathormon, Kupfer i.S., Coeruloplasmin

- **Serologische /immunologische Untersuchungen:**

Obligatorisch: Luesserologie
Fakultativ: ANA, ANCA, Phospholipid-Antikörper; Virusserologie

Liquordiagnostik (nicht obligatorisch, aber wünschenswert):
- Zellzahl (Hinweis auf infektiöses Geschehen oder Lymphom?)
- Bestimmung des Albuminquotienten (Schrankenstörung?)
- Bestimmung des IgG-Quotienten (lokale Ig-Synthese?)
- Oligoklonale Banden?

6.6 Apparative Zusatzuntersuchungen

Zwingend durchzuführen ist im Rahmen der Abklärung eines Verdachts auf Alzheimer-Demenz eine begrenzte Anzahl apparativer Zusatzuntersuchungen: EKG, Röntgen-Thorax, EEG, CCT **oder** NMR. SPECT und PET zählen derzeit nicht zu den Standardmaßnahmen. Falls sich Hinweise auf eine zerebrovaskuläre Erkrankung ergeben, muß eine Dopplersonografie der hirnversorgenden Gefäße durchgeführt werden.

- **EKG**

Die Ableitung eines Ruhe-EKG's, möglichst mit "Rhythmusstreifen", gehört zu den Standarduntersuchungen bei der Demenzdiagnostik. Die EKG-Untersuchung dient der Erfassung etwaiger Rhythmusstörungen, insbesondere einer absoluten Arrhythmie, welche ein nachgewiesener Risikofaktor für zerebrovaskuläre Ereignisse ist (Übersichtsarbeit bei Diener und Dichgans, 1994). Erregungsausbreitungsstörungen, ST-Strecken-Veränderungen oder Endteil-Veränderungen, die auf eine koronare Herzerkrankung hinweisen, können ein indirekter Hinweis auf das Vorliegen einer allgemeinen vaskulären (arteriosklerotischen) Erkrankung sein.

- **Röntgen-Thoraxuntersuchung**

Falls keine Röntgenthoraxaufnahme jüngeren Datums vorliegt, sollte eine entsprechende Untersuchung erfolgen, um Hinweise auf die Herzgröße, auf etwaige entzündliche Erkrankungen der Lunge oder auf eine Sarkoidose (welche auch einen ZNS-Befall zeigen kann) zu erhalten.

- **EEG**

Klassisches EEG-Korrelat der Alzheimer-Demenz ist die diffuse Frequenz-Verlangsamung. Eine Verlangsamung des EEGs tritt gelegentlich allerdings auch bei nichtdementen Personen im normalen Alter auf (Übersichtsarbeit bei Bliwise, 1993). Während einem solchen Befund, wenn keine weiteren Auffälligkeiten hinzukommen, bei nichtdementen Älteren eine unsichere pathologische Signifikanz zugemessen wird, muß er beim Auftreten im Frühstadium einer Alzheimer-Demenz als bedeutsam angesehen werden. Häufig lassen sich im Frühstadium der Alzheimer-Demenz Fälle einer zunächst **fokalen** Verlangsamung ohne weitere pathologische Befunde in der Bildgebung, in der Liquoranalyse oder im Allgemeinlabor beobachten.

Typischer EEG-Befund bei der mäßig fortgeschrittenen Alzheimer-Demenz ist eine diffuse **allgemeine** Verlangsamung mit - vor allem biparietotemporal - vermehrt eingestreuter Theta- und Delta-Aktivität (Günther et al., 1993; Dierks et al., 1993; Schreiter-Gasser et al., 1993; Rosen et al., 1993; Martin-Loeches et al., 1993; Petit et al., 1993; Moeh et al., 1993; Übersicht bei Bliwise, 1993). Allerdings zeigen, wie erwähnt, verschiedene Untersuchungen, daß auch bei 20-40% nichtdementer Älterer im EEG eine diffuse Verlangsamung vorhanden ist. Daher ist der Befund einer Allgemeinverlangsamung nicht spezifisch und für sich alleine nicht hinreichend für das Vorliegen einer Demenz! Im statistischen Mittel geht die Zunahme an Theta- und Delta-Frequenzen bei Alzheimer-Dementen jedoch deutlich über das bei Nichtdementen zu beobachtende Ausmaß hinaus und korreliert mit dem klinischen Schweregrad der Demenz (Dierks et al., 1993). Quantitative EEG-Analysen zeigen, daß auch die Abnahme von Alpha-Wellen bzw. der sogenannten Alpha-Power mit der kognitiven Verschlechterung im Erkrankungsverlauf korreliert ist (Kuskowski et al., 1993).

Schlafableitungen des EEG's zählen nicht zu den Standarduntersuchungen der Alzheimer-Diagnostik. Hier sei lediglich erwähnt, daß Schlaf-EEG-Analysen bei Dementen eine Fragmentierung des Schlafes durch vermehrtes Aufwachen, eine Abnahme der Schlafeffizienz, eine Zunahme von oberflächlichem Stadium1-Schlaf, eine Abnahme des REM-Schlaf-Anteils am Gesamtschlaf sowie auch eine - allerdings fragliche - Abnahme von Tiefschlaf (Stadium 3 und 4) zeigen (Übersicht bei Bliwise, 1993; Stadtmüller et al., 1993). Mehr noch als die Abnahme des REM-Anteils scheint die Abnahme der sogenannten REM-Dichte zwischen dem

Schlaf Alzheimer-Dementer und Nichtdementer zu differenzieren (Bahro et al., 1993). Da dem REM-Schlaf für die Gedächtniskonsolidierung eine wichtige Rolle zukommt (Übersichtsarbeiten bei Smith, 1985; Winson, 1991), wird vermutet, daß der Rückgang des REM-Schlafes bei der Alzheimer-Demenz ein Korrelat und ein Indikator des zurückgehenden kognitiven Potentials ist (Christos, 1993).

- **Kraniale Computertomographie (CCT)**

Dort, wo die Möglichkeit zu einer kernspintomographischen Untersuchung nicht gegeben ist, zählt die Computertomographie des Schädels bei Vorliegen eines dementiellen Syndroms zum unbedingten Minimum einer neuroradiologischen Abklärung. Zweck der Untersuchung ist **nicht** die neuroradiologische Diagnosestellung einer Alzheimer-Demenz. Entgegen einer weitverbreiteten Meinung erlaubt eine neuroradiologisch gesehene innere oder äußere Atrophie im Einzelfall **keine** Aussage über das Vorliegen einer Demenz! Sinn der CCT ist der Ausschluß anderer Erkrankungen, insbesondere der Ausschluß behandelbarer Demenzursachen, etwa eines Normaldruck-Hydrozephalus (NPH) oder einer Raumforderung (Hirntumor, Meningeom, subdurales Hämatom). Darüberhinaus erwartet der Kliniker vom CCT Aussagen über Hinweise auf vaskuläre Demenzerkrankungen, z. B. auf das Vorliegen von kortikalen oder thalamischen Infarkten oder auf eine subkortikale Enzephalopathie.

- **Hirn-Atrophie im CCT-Befund nicht diagnoseweisend**

Der Befund einer computertomographisch gesehenen Hirn-Atrophie erlaubt im Einzelfall keine Demenz-Diagnose! Obwohl die Weite der Seitenventrikel, des 3. Ventrikels und das Ausmaß der Atrophie des medialen Temporallappens **im statistischen Mittel** mit dem Vorliegen und dem klinischen Grad einer Alzheimer-Demenz korreliert sind (George et al., 1990; Jobst et al., 1992; De Leon et al., 1993; Übersichtsarbeiten bei Kohlmeyer, 1989), eignet sich die CCT **im Einzelfall nicht** zur Diagnosestellung einer Alzheimer-Demenz. Grund hierfür ist die Tatsache, daß sich die neuroradiologischen Befunde zwischen normalen, nichtdementen alten Personen und Demenzkranken erheblich überlappen. Eine äußere, den medialen Temporallappen betreffende Atrophie sowie eine innere Atrophie mit Erweiterung der Seiten- und des 3. Ventrikels kann sich jenseits des 5. Lebensjahrzehnts auch entlang der normalen Hirnalterung entwickeln (Jobst et al., 1992; De Leon et al., 1993; Übersichtsarbeiten bei Kohlmeyer, 1989). Andererseits zeigen 20% der Alzheimer-Dementen im CCT einen Normalbefund (Kohlmeyer, 1989). Da häufig zu beobachten ist, daß Patienten wegen eines ihnen nicht richtig erläuterten Atrophiebefundes beunruhigt von einer neuroradiologischen Untersuchung zurückkehren, muß immer wieder darauf hingewiesen werden, daß neuroradiologische Kriterien **im Einzelfall** keine Aussage, erst recht keine Vorhersage bezüglich einer Demenzerkrankung erlauben (De Leon, 1993; Übersichtsarbeit bei Kohlmeyer, 1989).

- **Die Bedeutung von Marklagerläsionen (Leukoaraiose)**

Die klinische Bedeutung von periventrikulären Marklagerhypointensitäten im CCT, die als "Leukoaraiose" bezeichnet werden und einer Demyelinisierung entsprechen, ist noch nicht abschließend geklärt. Diese periventrikulären Dichteminderungen im CCT nehmen auch im normalen Alter an Häufigkeit zu. Sie sind - unabhängig vom Typ der Demenz - bei Demenzpatienten 2-3 x häufiger anzutreffen als bei Nichtdementen (Übersichtsarbeit bei Kohlmeyer, 1989). Eine von einigen Gruppen bei Alzheimer-Dementen gefundene Korrelation dieser Veränderungen mit dem Grad der Demenz (z. B. Diaz et al., 1991) konnte von anderen Gruppen nicht bestätigt werden (z. B. Lopez et al., 1992).

Bei einem Demenzpatienten spricht eine deutlich über das altersentsprechende "Normalmaß" hinausgehende Marklagerschädigung mit lakunären Schädigungszonen für das Vorliegen einer subkortikalen Enzephalopathie ("Enzephalitis subcorticalis" nach Binswanger). Differentialdiagnostisch muß bei Marklagerläsionen immer auch an eine Vaskulitis gedacht werden. Neuroradiologische Kriterien können zwischen einer subkortikalen Enzephalopathie und einer zerebralen Vaskulitis nicht sicher unterscheiden.

- **Kernspintomographie des Schädels (NMR)**

Aufgrund ihres besseren Auflösungsvermögens ist die NMR-Untersuchung der CCT deutlich überlegen. Die Erfahrung zeigt, daß signifikante Befunde, insbesondere kleine Infarkte (z.B. im Bereich des Thalamus) oder erhebliche Marklagerläsionen im CCT durchaus unerkannt bleiben können und erst bei der NMR-Untersuchung zur Darstellung kommen. Bei der erstmaligen Abklärung eines dementiellen Syndroms sollte daher vorzugsweise die NMR-Untersuchung eingesetzt werden, soweit sie als Untersuchungsmethode zur Verfügung steht. Hauptzweck der NMR-Untersuchung im Rahmen der Abklärung des Verdachts einer Alzheimer-Demenz ist, wie im Falle der CCT, die Erkennung von anderen Demenzursachen. Die Suche erstreckt sich auf Infarkte im Bereich des Kortex oder des Thalamus, auf Marklagerveränderungen (die sich in der NMR-Untersuchung als Hyperintensitäten abbilden), auf Raumforderungen (Hirntumore, Meningeome, subdurales Hämatom) oder auf einen Normaldruckhydrozephalus (NPH). Für die Bedeutung von Marklagerveränderungen im NMR gilt das bereits bei der CCT Erwähnte (siehe oben).

- **Hirn-Atrophie auch im NMR nicht diagnoseweisend**

Der Befund einer Hirn-Atrophie erlaubt auch beim NMR keine Demenzdiagnose. Wie im Falle der CCT gilt auch bei der NMR-Untersuchung, daß der neuroradiologische Befund einer inneren oder äußeren Atrophie **im Einzelfall** weder eine Diagnose noch eine Prognose bezüglich einer Demenzerkrankung erlaubt. **Im statistischen Mittel** zeigen Alzheimer-Demente in der NMR-Bildgebung zwar eine mit der Schwere der Erkrankung korrelierte Atrophie des medialen Temporallappens (Scheltens et al., 1992; Killiany et al., 1993; Murphy et al., 1993; Ikeda et al., 1994; Übersichtsarbeit bei Tien et al., 1993) und der Amygdala (Cuenod et al., 1993). Da jedoch auch Nichtdemente im Rahmen der normalen Alterung eine hippokampale Atrophie entwickeln können (Golomb et al., 1993) und sich die Befunde zwischen nichtdementen alterskorrelierten Kontrollpersonen und Alzheimer-Dementen erheblich überlappen (Scheltens et al., 1992; Killiany et al., 1993; Murphy et al., 1993; Ikeda et al., 1994; Übersichtsarbeit bei Tien et al., 1993), erlaubt die Bildgebung auch im Falle einer NMR-Untersuchung **im Einzelfall** keine Alzheimer-Diagnose.

- **Messung der regionalen Hirnperfusion mittels Single Photonen Emmissions-Tomographie (SPECT)**

Die Messung der regionalen Hirnperfusion mittels SPECT zählt derzeit nicht zu den Standarduntersuchungen bei der diagnostischen Abklärung einer Alzheimer-Demenz. Die Verteilung eines intravenös verabreichten radiomarkierten Amins oder eines inhalierten Tracers in der Blutzirkulation macht es möglich, die Gammastrahlen-Emmission des Tracers mit geeigneten Kameras zu erfassen und durch eine computergestützte Verrechnung zu zweidimensionalen Schnittbildern zu rekonstruieren (Übersichtsarbeit siehe Beats et al., 1991). Die meisteingesetzten radiomarkierten Amine sind Technetium-markiertes Hexamethyl-Propylenaminoxim (HMPAO) und Jod-markiertes Iofetamin-Hydrochlorid (IMP). Alternativ zum intravenös gegebenen HMPAO bzw. IMP kann auch per Inhalation zugeführtes Xenon als Tracer dienen (Sackheim et al., 1990, 1993). Neuerdings werden auch Substanzen als Tracer eingesetzt, welche über eine spezifische Affinität zu Neurotransmitterrezeptoren verfügen. So läßt sich die Muscarinrezeptorbeladung mit Jod-markiertem 3-Quinclidinyl-4-iodobenzilate (QNB), die D2-Rezeptorbeladung mit Iodobenzamid und die GABA-Rezeptorbeladung mit Flumazenil bildgebend darstellen (Übersichtsarbeit siehe Beats et al., 1991).

Die SPECT erlaubt **im Einzelfall** keine Demenzdiagnose. Im Gegensatz zur CCT oder NMR-Tomographie, bei der es sich um die Bildgebung von **Strukturen** handelt, ist SPECT ein Maß für die **Gehirnperfusion** ("regional blood flow/RBF") oder für die Dichte eines spezifischen Rezeptors, welche ihrerseits **funktionelle Größen** sind (Übersichtsarbeit bei Beats et al., 1991). Da die Gehirndurchblutung beim Gesunden, z. B. in Abhängigkeit vom Wachheitszustand oder vom Grad körperlicher Aktivität, erheblichen funktionellen Schwankungen unterworfen ist, verfügt die SPECT über eine erhebliche methodenbedingte Unschärfe. Ähnlich wie bei CCT und NMR, so erlaubt auch die SPECT-Untersuchung **im Einzelfall** keine Aussage darüber, ob eine Demenz vorliegt oder nicht. Im statistischen Mittel zeigen Patienten mit Alzheimer-Demenz jedoch vor allem parietotemporal (Broich et al., 1989; Johnson et al., 1990; Tohgi et al., 1991; Sackheim et al., 1993; McKeith et al., 1993; Waldemar et al., 1994), in einigen Studien aber auch frontal (Tohgi et al., 1991; Waldemar et al., 1994) und okzipital (Montaldi et al., 1990), eine gegenüber Kontrollpersonen verminderte Perfusion. Da die Befunde zwischen Dementen und Nichtdementen jedoch eine erhebliche Überlappung zeigen (McKeith et al., 1993), kann alleine aufgrund einer SPECT-Untersuchung keine Demenzerkrankung diagnostiziert werden.

- **Messung der regionalen Glukose-Utilisation mittels Positronen-Emissions-Tomographie (PET)**

Auch die Messung der regionalen Glukoseutilisation zählt nicht zu den Standarduntersuchungen im Rahmen der Abklärung eines dementiellen Syndroms. Durch Messung der Protonenemission nach Gabe von Fluor-radiomarkierter 2-Fluoro-2-deoxy-D-glucose läßt sich die regionale Glukoseutilisation des Hirngewebes, die als **Marker metabolischer Aktivität** dient, bildgebend darstellen (kurze Übersicht bei Reiman und Mintun, 1990). Die PET-Untersuchung erlaubt bei Alzheimer-Patienten bereits im Frühstadium der Erkrankung den Nachweis einer signifikanten, vor allem parietotemporalen, gelegentlich auch frontalen Glukose-Minderutilisation (Friedland et al., 1983, 1985; Duara et al., 1986; Haxby et al., 1988; Kumar et al., 1991; Murphy et al., 1993; Azari et al., 1993; Salmon et al., 1993). Ursache dieser früh im Erkrankungsverlauf auftretenden Minderutilisation scheint eine synaptische Funktionsstörung zu sein (Murphy et al., 1993). Die Minderutilisation ist im Frühstadium der Erkrankung häufig asymmetrisch ausgeprägt, wobei die Lateralisation mit den neuropsychologischen Befunden korreliert (z. B. Haxby et al., 1985, 1990; Nybäck et al., 1991). Nichtverbale, visuospatiale Defizite scheinen bei Rechtshändern mit einer rechtslateral, verbale Defizite mit einer linkslateral betonten Minderutilisation einherzugehen. Längsschnittuntersuchungen konnten darüberhinaus zeigen, daß die Abnahme der Glukoseutilisation im Verlauf der Erkrankung eng mit kognitiven Parametern korreliert. Sie ist jedoch unabhängig vom Erkrankungsalter oder davon, ob es sich um die nichtfamiliäre oder familiäre Form der Alzheimer-Erkrankung handelt (Mielke et al., 1994).

Die Messung der regionalen Glukoseutilisation zählt, wie bereits erwähnt, derzeit nicht zu den Standarduntersuchungen im Rahmen der Abklärung eines dementiellen Syndroms. Wie spezifisch der Befund einer parietotemporalen Glukose-Minderutilisation ist, muß sich anhand von Untersuchungen an größeren Fallzahlen von nichtdementen älteren Personen noch herausstellen. Da sich bei der Alzheimer-Demenz eine parietotemporale Glukose-Minderutilisation offenbar bereits in einem sehr frühen Stadium der Erkrankung nachweisen läßt, kann die PET-Untersuchung im Einzelfall, etwa bei der unklaren und schwierig aufzulösenden Differentialdiagnose einer depressiven Pseudodemenz, möglicherweise als zusätzlicher wertvoller Hinweis dienen. Eine entscheidende Rolle kommt der PET bei der Demenzdiagnostik im Moment jedoch mit Sicherheit noch nicht zu.

Zusammenfassung.
Ziel aller diagnostischen Maßnahmen im Rahmen der Alzheimer-Diagnostik ist

1. die Sicherung (bzw. der Ausschluß) eines alltagsrelevanten kognitiven Defizits in mindestens zwei neuropsychologischen Teilleistungsbereichen und
2. der Ausschluß anderer Erkrankungen, die als Ursache eines dementiellen Syndroms in Frage kommen.

Von überragender Bedeutung ist die Erkennung reversibler, behandelbarer Demenzerkrankungen, zu denen insbesondere die depressive Pseudodemenz, der Normaldruck-Hydrozephalus, die Hypothyreose, Störungen der Nebenschilddrüse, ein Vitamin B12- oder Folsäuremangel sowie zerebrale Raumforderungen zählen. Die Ähnlichkeit des klinischen Bildes einer Alzheimer-Demenz im Frühstadium mit dem Bild einer depressiven Pseudodemenz kann erhebliche differentialdiagnostische Schwierigkeiten bereiten und die Beobachtung eines Patienten über einen längeren Zeitraum hinweg nötig machen. Die sorgfältige Erhebung der Anamnese sowie des internistischen, neurologischen und psychiatrischen Status gibt in den meisten Fällen bereits deutliche Hinweise, ob eine Alzheimer-Demenz in Frage kommt. Abruptes, plötzliches Einsetzen eines dementiellen Syndroms und starke Fluktuationen im Krankheitsverlauf sind typische Merkmale einer vaskulären Demenzerkrankung. Sind **im Frühstadium** einer Demenzerkrankung Bewußtseinsstörungen, Hirnnervenausfälle, fokalneurologische Zeichen, Stammganglienzeichen, Kleinhirnzeichen oder Hinweise auf eine Affektion des 1. oder 2. Motoneurons vorhanden, dann ist das Vorliegen einer Alzheimer-Demenz äußerst unwahrscheinlich bzw. ausgeschlossen. In diesen Fällen muß eine intensive Suche nach zum Teil seltenen neurologischen Erkrankungen durchgeführt werden.

7 Medikamentöse Therapieansätze

7.1 Medikamentöse Therapie kognitiver Symptome

Medikamentöse Therapieansätze zielen zum einen auf die Behandlung der kognitiven Kernsymptomatik, zum anderen auf die Beeinflussung psychiatrischer Begleit-Symptome, insbesondere auf die Besserung einer begleitenden depressiven oder paranoid-halluzinatorischen Symptomatik. Bei der Therapie kognitiver Kernsymptome werden unterschiedliche Ansätze verfolgt, auf die im folgenden eingegangen werden soll. Übersichtsarbeiten zu medikamentösen Therapiestrategien finden sich bei Mayeux, 1990; Davidson et al., 1991; Davis und Haroutunian, 1993; Gottlieb und Kumar, 1993; sowie Pathy, 1993.

7.1.1 Spezifische Beeinflussung von Neurotransmittersystemen

Nervenzellen verschiedener subkortikaler Kerngebiete, deren Fasern zum Kortex aszendieren und diesen cholinerg oder aminerg innervieren, zeigen bei einem Teil der Alzheimer-Patienten Zeichen einer Degeneration. Betroffen sind nicht nur der cholinerge Nucleus basalis Meynert des basalen Vorderhirns, sondern auch dopaminerge, noradrenerge und serotonerge, zum Kortex aszendierende Kerngebiete (Übersichten bei Katzmann, 1986; Palmer und DeKoskey, 1993). Versuche, über eine Beeinflussung spezifischer Neurotransmittersysteme die kognitive Symptomatik zu bessern, führten unter anderem zu Therapiestrategien, die auf das cholinerge System zielen. Außerdem wurde versucht, die aminerge Neurotransmission mit Hemmern der Monoaminooxidase (MAO) oder mit Substanzen zu beeinflussen, welche eine adrenerge oder dopaminerge Wirkung haben.

- **Cholinerge Therapiestrategien**

Cholinerge Therapiestrategien zielen auf eine Verstärkung der Neurotransmission der Zellen des Nucleus basalis Meynert des Vorderhirns. Versuche, die Synthese oder die Wirkung des Neurotransmitters Acetylcholin zu verstärken, basierten auf der Gabe von Acetylcholin-Prekursoren wie **Lecithin (Phosphatidylcholin)**, auf der Verabreichung cholinerger (muscarinischer und/oder nikotinischer) Agonisten wie **Arecolin, RS86, Bethanechol, Oxotremorin und Nikotin**, oder auf dem Einsatz von Cholinesterase-Inhibitoren wie **Physostigmin, Galanthamin, Tacrin, Velnacrin und ENA713**.

Acetylcholinprekursoren und cholinerge Agonisten zeigen keine klinischen Effekte (Übersichten bei Mayeux, 1990; Davidson et al., 1991; Davis und Haroutunian, 1993; Gottlieb und Kumar, 1993; sowie Pathy, 1993). Physostigmin zeigt bei intravenöser Gabe kurzanhaltende positive Effekte auf kognitive Parameter. Zu

Galanthamin, Velnacrin und ENA713 liegen noch keine publizierten Ergebnisse größerer klinischer Studien vor.

Der zur Gruppe der Aminoacridine gehörende Cholinesteraseinhibitor **Tetrahydroaminoacridin / THA / Tacrin (Cognex ®)** wurde bei Alzheimer-Patienten im Rahmen mehrerer klinischer Studien getestet. Eine erste 1986 von Summers vorgelegte Studie an 17 Alzheimer-Patienten, die wegen der berichteten positiven Therapieeffekte seinerzeit großes Aufsehen erregte (Summers et al., 1986), wurde wegen methodischer Mängel einer vernichtenden Kritik seitens der FDA unterzogen (Food and Drug Administration der USA, 1991). Eine weitere Studie fand bei Alzheimer-Patienten nach 38-wöchiger Tacringabe keinen signifikanten therapeutischen Effekt (Gauthier et al., 1990). Zwei Studien, die positive Therapieeffekte behaupteten, waren an bereits vorselektierten Patienten durchgeführt worden (Eagger et al., 1991; Davis et al., 1992).

Zwei neuere Studien mit Tacrin (Farlow et al., 1992; Knapp et al., 1994) dienten in den USA jüngst als Grundlage für die Zulassung von Cognex ®. Signifikante Effekte auf kognitive Parameter zeigten sich in beiden Studien nur bei jenen Patienten, die im Rahmen der jeweils mehrwöchigen Medikamentengabe auf die jeweiligen Höchstdosierungen von 80 mg (Farlow et al., 1992) bzw. 120 mg oder 160 mg täglich (Knapp et al., 1994) aufdosiert worden waren. Allerdings hatten 52% der Patienten, die für die 80 mg-Dosierung vorgesehen waren, und 73% (!) jener Patienten, die für die 160 mg-Dosierung vorgesehen waren, die Studie vorzeitig abgebrochen. Diese Patienten wurden bei der Berechnung des Therapieeffektes nicht berücksichtigt. Die Abbruchraten der jeweiligen Placebo-Kontrollgruppen betrugen 28% und 36%. Hauptgrund für die erhöhte Abbruchrate waren die erheblichen Nebenwirkungen von Tacrin, zu denen Übelkeit, Erbrechen, Diarrhoe, Leberenzymerhöhungen und Leberzellnekrosen zählen.

Bei jenen Patienten, die auf Tacrin positiv ansprechen, scheint die Wirkung nur vorübergehender Natur zu sein: Die positiven Effekte auf kognitive Parameter, die in der über 30 Wochen gehenden Therapiestudie zu beobachten waren, hatten nach 18-24 Wochen ihr Maximum erreicht und hatten sich danach deutlich, zum Teil bis auf die Ausgangswerte zurückbildet (Knapp et al., 1994; und Daten des amerikanischen Labelings).

Eine jüngst erschienene weitere Studie, welche über 9 Monate durchgeführt wurde, berichtet ebenfalls von erheblichen Nebenwirkungen und fand keinen positiven therapeutischen Effekt (Maltby et al., 1994). Diese Studie kommt zu dem Ergebnis "Tacrine is not clinically useful for patients with Alzheimer's disease" (Tacrin ist für Alzheimer-Patienten klinisch nicht hilfreich) (Maltby et al., 1994).

Insgesamt zeigen alle neueren Studien, daß der klinische Einsatz von Tacrin aufgrund seiner erheblichen Nebenwirkungen mit erheblichen Problemen belastet ist. Die bei Tacrin vorgeschriebene regelmäßige und engmaschige Kontrolle der Leberenzyme bringt bei der Therapie von Alzheimer-Patienten, die in der Regel durch Dritte transportiert und begleitet werden müssen, zusätzliche praktische Probleme mit sich. Ungeachtet der Zulassung in den USA wurde die Zulassung von Tacrin (Cognex ®) in Großbritannien kürzlich verweigert.

Grundsätzlich sollte darauf hingewiesen werden, daß - wie bereits in Kapitel 3.8 erwähnt wurde - die Bedeutung des cholinergen Systems für die Alzheimer-Demenz überschätzt wird. Als Teil des aszendierenden Arousal-(Wachmacher)-Systems (Übersicht bei Bauer et al., 1992) hat das basale Vorderhirn vor allem eine Bedeutung für Aufmerksamkeit und Vigilanz, nicht aber für Lernen und Gedächtnis (Voytko et al., 1994).

- **Monoaminooxidase (MAO) A-Inhibitoren**

Wichtigste Substrate der MAO A sind Noradrenalin und Serotonin. MAO A-Hemmer sollen den Abbau dieser beiden Neurotransmitter hemmen und so deren Wirkspiegel anheben. MAO A-Hemmer sollen bei der Alzheimer-Demenz nach Einzelbeobachtungen Effekte auf kognitive und affektive Parameter haben (Amrein, 1993), kontrollierte Studien berichten jedoch von keinem positiven Effekt (Tariot et al., 1988, Übersicht bei Mayeux, 1990).

- **Monoaminoxidase (MAO) B-Inhibitoren**

Die MAO B ist das Abbau-Enzym von Dopamin und Phenylethylamin. Inhibitoren der MAO-B gehören zu den interessantesten derzeit verfügbaren Substanzen bei der Behandlung der Alzheimer-Demenz (Übersichtsarbeit bei Kabins und Gershon, 1990; Knoll, 1993;). Dies hat mehrere Gründe. Zum einen ist die Synthese von MAO B, welche auch im normalen Alter aufgrund der altersbegleitenden Astrogliose zunimmt, bei Alzheimer-Patienten deutlich erhöht (Nakamura et al., 1990; Sparks et al., 1991; Jossan et al., 1991; Sofouglu et al., 1992). Zum anderen zeigte sich am neurotoxischen MPTP-Modell (Heikkila et al., 1984; Mytilineou und Cohen, 1985), daß die Bildung von neurotoxischen Stoffwechselprodukten der MAO B durch MAO B-Hemmer verhindert werden kann (Tatton und Greenwood, 1991). Schließlich wurde für MAO B-Inhibitoren neuroprotektive und antioxidative Eigenschaften beschrieben (Tatton und Greenwood, 1991; Salo und Tatton, 1992; Übersichtsarbeit bei Kabins und Gershon, 1990).

Hemmer der MAO-B zeigten in mehreren klinischen Studien gute therapeutische Effekte. Bei 6 von 7 seit 1987 durchgeführten Therapiestudien zeigten sich nach bis zu 12-wöchigen niedrigdosierten Gaben (5-10 mg tgl.) des MAO B-Inhibitors L-Deprenyl/Selegilin (Jumex ®) positive Effekte auf kognitive Parameter der Erkrankung (Tariot et al., 1987; Campi et al., 1990; Monteverde et al., 1990; Piccinin et al., 1990; Mangoni et al., 1991; Finali et al., 1991; Schneider et al., 1993; Übersichtsarbeiten bei Hardy und Lenisa, 1992; Heinonen et al., 1993). Die kognitiven Verbesserungen waren in drei dieser Studien signifikant (Mangoni et al., 1991; Finali et al., 1991; Schneider et al., 1993). MAO B-Inhibitoren wie L-Deprenyl / Selegilin (Jumex ®) zählen daher vermutlich zu den am ehesten wirksamen Substanzen unter jenen Medikamenten, die derzeit für die Therapie der Alzheimer-Demenz zur Verfügung stehen. Nebenwirkungen treten bei Dosierungen von 5-10 mg täglich in der Regel nicht auf. Um Schlafstörungen zu vermeiden, sollte die Verabreichung in der ersten Tageshälfte erfolgen. Wegen des deutlich niedrigeren Preises sind die in der Schweiz und Österreich erhältlichen, über internationale Apotheken zu beziehenden L-Deprenyl-Präparate (Jumex ®) dem in Deutschland vertriebenen Präparat vorzuziehen.

- **Clonidin, Dopamin**

Clonidin, ein alpha2-adrenerger Agonist, zeigt bei Alzheimer-Patienten keine positiven Effekte (Übersichten bei Mayeux, 1990; Pathy, 1993). Auch Alpha2-Antagonisten, deren Eigenschaften auf kognitive Parameter bislang nur im Tierversuch getestet wurden, scheinen ohne Effekt zu sein (Jäkälä et al., 1992). Ebenso waren dopaminerge Agonisten wie **Levodopa** bei Alzheimer-Patienten wirkungslos (Übersichten bei Mayeux, 1990; Pathy, 1993).

7.1.2 Medikamente mit unspezifischen Effekten auf Stoffwechsel, Neurotransmission oder Durchblutung

- **Nicergolin**

Nicergolin, ein Ergotalkaloid, hat neben einer alpha-1-blockierenden und dadurch vasodilatatorischen Wirkung zusätzlich indirekte dopaminerge Effekte (Übersichtsarbeit bei Herrschaft, 1992). Verschiedene ältere Studien an Patienten mit nicht näher klassifizierten dementiellen Syndromen berichten bei Tagesdosen von meist 30 mg von einer positiven Wirkung auf kognitive Parameter durch aktivierende Effekte auf den Glukose-Stoffwechsel und Verbesserung der Glukoseutilisation (Herrschaft, 1992). Die heute zu empfehlende Tagesdosis von 30-60 mg beruht auf dem überzeugenden Wirkungsnachweis von Nicergolin bei Patienten mit Demenz vom Multiinfarkt-Typ (MID), wenn sie mit 60 mg täglich behandelt werden (Hermann, 1994). Eine neuere, an der Wiener Universitätsklinik durchgeführte doppelblinde und placebokontrollierte Studie fand bei einer Tagesdosis von 60 mg signifikante positive Effekte von Nicergolin auf behaviourale, kognitive und neurophysiologische Parameter bei Patienten mit Alzheimer-Demenz (Saletu et al., 1994), so daß Nicergolin (Sermion 30 ®) zu den wenigen Präparaten gezählt werden kann, die den Verlauf der Alzheimer-Demenz günstig beeinflussen.

- **Hydergin**

Hydergin ® ist eine Mischung aus 3 verschiedenen Ergoloid-Mesylaten und wirkt als Vasodilalatator mit zusätzlichen unspezifischen Stoffwechseleffekten (Krassner, 1984). Hydergin ® hat in zahlreichen Studien an senil-dementen Patienten Wirksamkeit auf kognitive Parameter gezeigt (Übersichtsarbeit über 26 klinische Studien bei McDonald, 1979) und war daraufhin lange Zeit das einzige seitens der FDA der USA für die Therapie der Alzheimer-Demenz zugelassene Präparat. Nachdem 1990 eine doppelblinde und Placebo-kontrollierte Untersuchung an einer sehr kleinen Zahl von nur 8 Alzheimer-Patienten jedoch keine kognitiven Effekte nach 24-wöchiger Gabe von 3 mg täglich fand (Thompson et al., 1990), wurde der therapeutische Effekt dieser Substanz wieder in Zweifel gezogen. Die Aussagekraft der letztgenannten Studie wurde allerdings infragegestellt (Posner und Landberg, 1990).

- **Piracetam und verwandte Substanzen**

Piracetam, Oxiracetam, Pramiracetam und weitere Abkömmlinge dieser Gruppe, deren Wirkmechanismus nicht bekannt ist, wurden bisher in den meisten Studien nur an schlecht klassifizierten Patientenkollektiven dementer Patienten erprobt und zeigten über verschiedene Studien hinweg inkonsistente Ergebnisse (Übersichtsarbeiten bei Mayeux, 1990; Pathy, 1993). Lediglich eine jüngst publizierte doppelblinde, placebo-kontrollierte Studie, bei der sich mit 8 g Piracetam täglich, über ein Jahr gegeben, gegenüber der Vergleichsgruppe eine signifikante Verlangsamung bei der Progredienz der Erkrankung fand (zur Anwendung waren drei verschiedene Gedächtnistests gekommen), entspricht in ihrer Durchführung heutigen Qualitätsstandards (Croisile et al., 1993). Der Umstand, daß Substanzen dieser Gruppe offenbar nur in hohen Dosen im Grammbereich positive Effekte haben, ist pharmakologisch zwar schwer verständlich, verleiht der Substanz aber die Eigenschaften einer Sättigungsbeilage. Nicht selten zwingen die häufig als Nebenwirkung auftretenden Unruhezustände zum Absetzen dieser Substanzen.

- **Xanthinderivate**

Xanthinderivate sind die Methylxanthine Pentoxifyllin, Propentofyllin und die Alkylxanthine Koffein und Theophyllin. Xanthinderivate wirken als Inhibitoren der Adenosinaufnahme am Adenosinrezeptor und als Hemmer des cAMP-abbauenden Enzyms Phophodiesterase. Neben ihren rheologischen Eigenschaften verfügen Methylxanthine als Hemmstoffe der Synthese von Tumornekrosefaktor (nicht aber von Interleukin-6) zudem über ein interessantes immunologisches Wirkprofil. Eine klinische Evaluation der tierexperimentell gesehenen positiven Effekte auf kognitive Parameter von Xanthinderivaten (Nicholson et al., 1988; Fuji et al., 1993) findet derzeit statt (Übersichtsarbeiten siehe Pathy, 1993; Gottlieb und Kumar, 1993). Substanzen dieser Stoffgruppe haben den Vorteil, relativ nebenwirkungsarm zu sein. Eine jüngst publizierte Studie fand nach dreimonatiger Gabe von Propentofyllin bei Alzheimer-Patienten gegenüber einer Placebo-Vergleichsgruppe keine Effekte auf neuropsychologische Parameter (Möller et al., 1994).

- **Acetyl-L-Carnitin**

Acetyl-L-Carnitin, welches für den Transfer von Carnitin ins Mitochondrium sorgt, kann (über Bereitstellung seiner Acetylgruppe bei der Bildung von Coenzym A) auch als Acetylcholinprekursor wirken und hat zudem schwache cholinergagonistische Eigenschaften. Zwei Studien - mit allerdings nicht gut charakterisierten Demenzpatienten - berichten gute Effekte auf kognitive Parameter (Übersichtsarbeit bei Mayeux, 1990; Pathy, 1993). Positive Ergebnisse einer jüngeren, doppelblinden Untersuchung an Alzheimer-Patienten (Bowman, 1993) bedürfen einer Bestätigung durch weitere Untersuchungen.

- **Thiamin**

Nachdem sich Thiamin-abhängige Enzyme bei einigen Alzheimer-Patienten vermindert fanden, unternahm Blass et al. einen Therapieversuch mit einer hochdosierten Thiamingabe, bei dem sich eine leichte Besserung kognitiver Parameter zeigte (Blass et al., 1988). Eine doppelblinde Folgeuntersuchung fand bei Alzheimer-Patienten keinen positiven Effekt einer über 12 Monate durchgeführten Thiamingabe (Nolan et al., 1991).

7.1.3 Medikamente mit dem Ziel einer Neuroprotektion

- **Radikalenfänger**

Eine der möglichen Ursachen für eine Schädigung von Membranen, der Zwischenzellmatrix und der Gerüststrukturen des synaptischen Spaltes ist die Einwirkung freier Radikale (Cotran, 1987; Esterbauer et al., 1990; Heine, 1991). Da sich in Alzheimer-Kortizes Hinweise auf die Einwirkung von freien Radikalen finden ließen (Hajimohammadreza und Brammer, 1990; Papolla et al., 1992), wurde die therapeutische und prophylaktische Verabreichung antioxydativer Schutzfaktoren, insbesondere der Vitamine A, C und E sowie des Selens als Bestandteil der Glutathionperoxidase vorgeschlagen (Dickinson und Singh, 1993). Die Erwartungen an einen neuroprotektiven Effekt antioxidativer Substanzen sind vermutlich jedoch überzogen (Nohl, 1993; Cao und Cutler, 1993). Hinweise auf einen tatsächlichen klinischen Nutzen der antioxidativ wirksamen Vitamine A, C und E bei der Alzheimer-Demenz fehlen derzeit. Die kombinierte Verabreichung von Vitamin E und Selen an ein nicht näher klassifiziertes geriatrisches Patientenkollektiv zeigte keine Effekte auf spezifische kognitive Parameter (Tolonen et al., 1985). Die 4-monatige doppelblinde, placebokontrollierte Gabe der antioxidativen Substanz Idebenon an Alzheimer-Patienten soll zu statistisch signifikanten Effekten auf Gedächtnisparameter geführt haben (Senin et al., 1992).

- **Glutamat-Modulatoren**

Der Neurotransmitter Glutamat spielt eine wichtige Rolle für Gedächtnisfunktionen, da die gedächtnisbildende "long term potentiation" (LTP) auf glutamaterger Neurotransmission beruht (Fazeli, 1992; Eccles, 1992; Kandel und Hawkins, 1992). Andererseits hat die Fähigkeit des Neurotransmitters Glutamat, Nervenzellen zu schädigen, zu Vermutungen darüber geführt, ob die sogenannte "Exzitotoxizität" ein möglicher pathogenetischer Faktor der Alzheimer-Demenz sein könnte (Greenamyre und Young, 1989; Meldrum und Garthewaite, 1990). Die neuroprotektive Wirkung bestimmter Glutamatrezeptor-Antagonisten wie des nichtkompetitiven NMDA-Rezeptor-Antagonisten Memantine darf als experimentell gut belegt gelten (Übersichtsarbeit bei Bormann, 1991). Aus der Forschung über experimentell induzierte Psychosen ist allerdings gut belegt, daß Gutamatantagonisten in der Lage sind, schizophreniforme Zustände zu induzieren. Erste Berichte darüber, daß Glutamat-Antagonisten wie Memantine oder Cycloserin in der Lage sind, im Falle der Alzheimer-Demenz zu einer Verbesserung kognitiver Parameter zu führen (Dietrich, 1992; Husmann, 1992; Görtelmeyer und Erbler, 1993), bedürfen einer Bestätigung durch weitere Studien (Übersichtsarbeiten bei Pathy, 1993; Davis und Haroutunian, 1993; Bauer und Berger, 1993).

Diesem Therapieansatz entgegengesetzt sind Überlegungen, aufgrund der bei Alzheimer-Patienten im fortgeschrittenen Stadium der Erkrankung gefundenen Verminderung von kortikalem Glutamat im Sinne einer Substitutionstherapie Glutamat zu verabreichen (Deutsch und Morihisa, 1988). Dieser Ansatz erscheint nicht unproblematisch, da die glutamaterge Stimulation kultivierter Neuronen neurofibrilläre Veränderungen auszulösen vermochte (Mattson, 1990).

- **Kalzium-Antagonisten**

Im Gegensatz zur guten Wirksamkeit von Kalzium-Antagonisten bei den durch Hypertonie und Arteriosklerose verursachten vaskulären Demenzformen liegen über positive kognitive Effekte von Kalzium-Antagonisten an ausreichend charakterisierten Alzheimer-Patientenkollektiven keine Untersuchungen vor. Kalzium-Antagonisten wie Nimodipin u.a. gehören derzeit **definitiv nicht** zu den für die Therapie der Alzheimer-Demenz infragekommenden Präparaten und werden in maßgeblichen Übersichtsarbeiten zur Therapie dieser Erkrankung nicht einmal erwähnt (Mayeux, 1990; Pathy, 1993; Davis und Haroutunian, 1993; Gottlieb und Kumar, 1993).

- **Gingko-Präparate**

Gingko-Präparate wie Tebonin ® zählen zu den bei Demenzerkrankungen mit am häufigsten verschriebenen Substanzen. Wirksamkeitsnachweise durch kontrollierte Studien bei gut definierten Alzheimer-Patientengruppen liegen jedoch leider nicht vor. Solange Studien zur Wirksamkeit dieser Substanzen fehlen, macht ihre Verordnung wenig Sinn.

7.1.4 Antiinflammatorische Substanzen

- **Nichtsteroidale Antiphlogistika**

Chronisch-entzündliche bzw. immunologische Vorgänge spielen bei der Alzheimer-Demenz eine wichtige Rolle (Übersichtsarbeit bei Bauer und Berger, 1993; Kalaria, 1993; Bauer, 1994). Eine über ein Jahr durchgeführte doppelblinde und placebokontrollierte Gabe des Cyclooxygenase-Inhibitors **Indomethacin** führte bei Alzheimer-Patienten zu einer signifikanten Stabilisierung kognitiver Parameter (Rogers et al., 1993). Es handelte sich dabei allerdings um eine Pilotstudie an einer relativ kleinen Gruppe von Patienten. Da unspezifische Cyclooxygenase-Inhibitoren wie Indomethacin Nebenwirkungen entfalten können, sollten zukünftige Studien mit neuen, selektiven Inhibitoren der Cyclooxygenase II durchgeführt werden, falls diese deutlich weniger Nebenwirkungen haben.

Für die möglicherweise positiven Effekte antiinflammatorischer Substanzen spricht auch die Beobachtung, daß Patienten, die in ihrer Vorgeschichte antiinflammatorische Medikamente wie z. B. Kortikoide oder nichtsteroidale antiinflammatorische Medikamente eingenommen haben, offenbar seltener, zumindest jedoch später an Alzheimer-Demenz erkranken als Vergleichspersonen (Graves et al., 1990; McGeer et al., 1990; Breitner et al., 1994). Allerdings sollen **Glucocorticoide**, wenn sie akut zur Behandlung von Alzheimer-Patienten eingesetzt werden, einen eher negativen Effekt haben (Anekdotische Beobachtungen, erwähnt bei Rogers et al., 1993). Dessenungeachtet ist die weitere Abklärung der Wirksamkeit antiinflammatorischer bzw. immunmodulatorischer Substanzen im Rahmen kontrollierter klinischer Studien unbedingt geboten und könnte in Zukunft zu den vielversprechenden therapeutischen Ansätzen zählen.

Warum nichtsteroidale antiinflammatorische Substanzen bei der Alzheimer-Demenz möglicherweise positive Effekte haben, ist derzeit noch unbekannt.

Nichtsteroidale Entzündungshemmer besitzen die Eigenschaft, die Aktivität des Enzyms Cyclooxygenase zu hemmen. Die Cyclooxygenase ist an der Bildung von Prostaglandinen beteiligt. Prostaglandine sind niedermolekulare Entzündungsbotenstoffe. Tierexperimentelle Beobachtungen zeigen, daß zwischen dem in den Hirnen von Alzheimer-Patienten nachgewiesenen Zytokin Interleukin-6 einerseits und der Bildung von Prostaglandinen im Gehirn andererseits Beziehungen bestehen. So konnte gezeigt werden, daß Interleukin-6 im Zentralnervensystem Effekte hat, welche durch die Bildung von Prostaglandinen vermittelt sind (Dinarello et al., 1991; Navarra et al., 1991; Rothwell et al., 1991; Lyson und McCann, 1992). Es könnte daher sein, daß Cyclooxygenase-Inhibitoren bei der Alzheimer-Demenz einen von IL-6 verursachten Effektor-Mechanismus hemmen.

7.1.5 Andere Wirkprinzipien

- **Östrogene**

Eine nach der Menopause oder im Anschluß an eine Ovarektomie durchgeführte Langzeit-Substitution mit Östrogenen vermindert das Risiko von Frauen, an einer Alzheimer-Demenz zu erkranken, um mehr als 30% (Henderson et al., 1994; Paganini-Hill und Henderson, 1994). Im Gegensatz zu Weiss, der keine kognitiven Effekte einer kurzfristigen Östrogengabe fand (Weiss, 1987), zeigten sich in verschiedenen anderen Pilotstudien nach einer mindestens sechswöchigen Östrogensubstitution bei Alzheimer-Patientinnen deutliche positive kognitive Effekte (Übersicht bei Henderson und Paganini-Hill, 1994). Demnach scheinen nicht nur Alzheimer-Patientinnen, sondern mit Blick auf das Risiko der Erkrankung, auch gesunde Frauen von einer postmenopausalen Östrogensubstitution zu profitieren.

- **ACE-Hemmer**

Da Angiotensin-Converting-Enzyme-Inhibitoren in Tieren Scopolamin-induzierte kognitive Störungen aufheben konnten, wurden Untersuchungen zur therapeutischen Wirksamkeit von ACE-Hemmern bei der Alzheimer-Demenz begonnen (Sudilovsky et al., 1989; Übersichtsarbeit siehe Gottlieb und Kumar, 1993). Bis Ergebnisse dieser Untersuchungen vorliegen, kommt der Einsatz von ACE-Hemmern bei den meist eher hypotensiven Alzheimer-Patienten nicht in Frage.

- **Chelatoren**

Der angebliche Nachweis von Aluminium in den Hirnen von Alzheimer-Patienten führte zur Propagierung von Therapieversuchen mit Chelatoren. Eine wesentliche Rolle von Aluminium als kausalpathogenetischer Faktor der Alzheimer-Demenz erscheint aufgrund einer Reihe von jüngeren Untersuchungen eher als fraglich (Chafi et al., 1991; Landsberg et al., 1992). An einer 1991 veröffentlichten Studie, die von positiven Effekten einer über ein Jahr durchgeführten Therapie mit Desferrioxamine (DFO) berichtete (Crapper McLachlan et al., 1991), wurden erhebliche methodische Zweifel geäußert (Davies, 1991; Hollemann und Goldstone, 1991). Chelatoren wie DFO und EDTA verfügen über ein erhebliches Nebenwirkungsspektrum und können aufgrund der derzeitigen Datenlage sicher keinen Platz in der Therapie der Alzheimer-Demenz beanspruchen (Übersichtsarbeiten siehe Pathy, 1993; Gottlieb und Kumar, 1993).

- **Spurenelemente**

Untersuchungen über die Konzentrationen von Spurenelementen bei Alzheimer-Patienten ergaben Hinweise auf erhöhte zerebrale Quecksilber-Konzentrationen (Thompson et al., 1988; Wenstrup et al., 1990). Da Zink vermutlich eine protektive Wirkung gegenüber der Toxizität von Quecksilber ausübt, kommt vereinzelten Berichten über eine zugleich herabgesetzte Zink-Konzentration in den Hirnen von Alzheimer-Patienten (Wenstrup et al., 1990) möglicherweise eine gewisse Bedeutung zu. Wir selbst fanden allerdings keinerlei Hinweise auf eine erniedrigte Plasma-Zinkkonzentration in jenen Fällen, in welchen wir eine entsprechende Untersuchung veranlaßt hatten. Welche Bedeutung eine in Alzheimer-Hirnen gefundene Erniedrigung der Rubidium-Konzentration (Thompson et al., 1988; Wenstrup et al., 1990) hat, muß derzeit offengelassen werden. Vor der Einnahme von Spurenelementen wie Selen, Zink und anderen muß wegen der bei diesen Substanzen erheblichen Gefahr von Intoxikationen dringend gewarnt werden.

- **Opiatantagonisten, ACTH, Vasopressin, Somatostatin,TRH**

Positive kognitive Effekte bei Alzheimer-Patienten nach Gabe von Opiatantagonisten wie Naloxon oder Naltrexon wurden aus einigen Studien berichtet, konnten in anderen Untersuchungen jedoch nicht bestätigt werden (Übersichtsarbeiten bei Gottlieb und Kumar, 1993; Pathy, 1993). Auch Therapieversuche mit ACTH bzw. ACTH-Analogen führten zu keinen positiven Resultaten (Heuser et al., 1993; Miller et al., 1993; Übersichtsarbeit bei Gottlieb und Kumar, 1993). Als wirkungslos erwies sich auch die Gabe von Vasopressin (Durso et al., 1982; Peabody et al., 1986; Wolters et al., 1990), Somatostatin (Mouradian et al., 1991) und TRH (Übersichtsarbeiten bei Mayeux, 1990; Gottlieb und Kumar, 1993).

7.2 Medikamentöse Therapie nichtkognitiver (psychiatrischer) Symptome

Im Verlauf der Alzheimer-Erkrankung kann es zum Auftreten akzessorischer psychiatrischer Symptome kommen. Typische psychiatrische Begleitsymptome der Erkrankung sind Antriebsmangel, depressive Störungen, paranoid-halluzinatorische Symptome, Verhaltensauffälligkeiten mit allgemeiner Unruhe, der sogenannte "Wandertrieb" und Störungen der Schlaf-Wach-Rhythmik. Viele dieser Störungen sprechen sehr gut auf **nichtmedikamentöse** Interventionen an (siehe Kapitel 8). Da alle derzeit zur Verfügung stehenden Psychopharmaka erhebliche Nachteile haben, sollte zunächst immer versucht werden, ohne psychopharmakologisch wirksame Medikamente bzw. mit möglichst geringen Medikamentendosen auszukommen. Bevor psychopharmakologisch behandelt wird, sollte zudem immer überprüft werden, ob nicht bereits angesetzte Medikamente für Störungen verantwortlich sind, die man zu behandeln beabsichtigt. Fälle, in denen Patienten eine unsinnige "Zweizügeltherapie" mit einem vigilanzsteigernden Nootropikum und einem sedierenden Neuroleptikum erhalten, sind leider nicht selten.

7.2.1 Anxiolytika

Anxiolytika, insbesondere Benzodiazepine, die sich in der Psychiatrie zur kurzfristigen Überbrückung kritischer Angst- und Spannungszustände bewährt haben, sind im Falle der Alzheimer-Demenz eher problematisch. Studien zeigen, daß die durch Benzodiazepine erzeugte Sedation in der Regel auch mit einer Verschlechterung kognitiver Funktionen einhergeht. Benzodiazepine können ihrerseits Verwirrtheitszustände hervorrufen. Die bei kurzwirksamen Benzodiazepinen gelegentlich auftretenden Gedächtnisstörungen sind bei Alzheimer-Patienten besonders problematisch. Aufgrund ihrer blutdrucksenkenden Wirkung sind Benzodiazepine, insbesondere wenn sie zur Nacht gegeben werden, eine häufige Ursache für Stürze (Übersichtsarbeiten siehe Mayeux, 1990; Gottlieb und Kumar, 1993). Benzodiazepine sind bei der Behandlung von Demenzpatienten daher möglichst zu vermeiden.

7.2.2 Antidepressiva/ Thymoleptika

Da depressive Störungen zu den am häufigsten mit der Alzheimer-Demenz assoziierten psychiatrischen Symptomen zählen, stellt sich häufig die Frage nach dem Einsatz antidepressiver Medikamente. Vor dem Beginn einer Pharmakotherapie sollten allerdings zunächst immer die nichtmedikamentösen Möglichkeiten einer motivationalen, mentalen und körperlichen Aktivierung eines Patienten ausgeschöpft sein (siehe Kapitel 8). Die Verschreibung eines Antidepressivums bei Patienten, die ohne soziale Kontakte oder unter inaktivierenden Bedingungen leben, erscheint wenig sinnvoll.

Thymoleptika sind in der Lage, depressive Symptome bei Alzheimer-Patienten zu bessern, allerdings meist ohne Transfereffekte auf kognitive Parameter (Übersichtsarbeiten siehe Mayeux, 1990; Gottlieb und Kumar). Stark anticholinerg wirksame Antidepressiva können bei Dementen leicht zu Verwirrtheitszuständen oder ins Delir führen. Daher sollten trizyklische Antidepressiva mit nur schwach ausgeprägter anticholinerger Wirkung wie z. B. Nortryptilin oder Maprotilin bevorzugt werden. Auch Serotonin-Wiederaufnahmehemmer können eingesetzt werden. MAO-Hemmer zeigten in verschiedenen Studien bei Alzheimer-Patienten eine gute antidepressive Wirkung (Übersichtsarbeiten siehe Mayeux, 1990; Gottlieb und Kumar). Selbstverständlich verbieten sich Kombinationen von MAO-Hemmern mit trizyklischen Antidepressiva, insbesondere mit Serotonin-Wiederaufnahmehemmern. Bei allen hirnorganisch alterierten Patienten gilt, daß mit niederen Dosierungen therapiert werden sollte und durch vorsichtige Titrierung die im Einzelfall geeignete Dosierung herausgefunden werden muß.

7.2.3 Neuroleptika

Im fortgeschrittenen Stadium der Alzheimer-Demenz sind paranoid-halluzinatorische Symptome, schlechte Lenkbarkeit, unruhiges Verhalten oder Agitation leider nicht selten. Hier kann die Indikation zur Verordnung eines Neuroleptikums gegeben sein. Bevor die Entscheidung zur Gabe eines Neuroleptikums getroffen wird, sollten jedoch die Möglichkeiten einer nichtmedikamentösen Intervention ausgeschöpft sein (siehe Kapitel 8). Vigilanzsteigernde Medikamente wie z. B. Nootropika oder antriebssteigernde Antidepressiva sollten abgesetzt werden, bevor die Gabe eines Neuroleptikums erwogen wird. Neuroleptika haben bei Demenzpatienten im Rahmen der Behandlung einer psychotischen Symptomatik einen zwar bescheidenen, aber konsistenten therapeutischen Effekt (Übersichtsarbeiten siehe Schneider et al., 1990; Mayeux, 1990; Gottlieb und Kumar, 1993).

Alle Autoren stimmen heute darin überein, daß Neuroleptika aufgrund der bei Älteren besonders leicht auftretenden Nebenwirkungen (Orthostaseprobleme, anticholinerge Effekte, Unruhezustände durch Akathisie, EPS) in äußerst niederen Dosen eingesetzt werden sollten. Bei älteren Patienten sollten zu Beginn der Therapie Einzeldosen von 0,25 mg Haloperidol bzw. 5-10 mg Thioridazin möglichst nicht überschritten werden. Da mehrere Studien zeigen, daß ältere, kognitiv beeinträchtigte Patienten ein stark erhöhtes Risiko zur Entwicklung extrapyramidaler Symptome und einer tardiven Dyskinesie tragen, sind Dauerverordnungen von hochpotenten Neuroleptika bei Dementen grundsätzlich abzulehnen (Übersichtsarbeiten siehe Schneider et al., 1990; Mayeux, 1990; Gottlieb und Kumar, 1993).

In der Literatur besteht Übereinstimmung darin, daß bei Demenzpatienten, die Neuroleptika erhalten, in regelmäßigen Abständen Therapieunterbrechungen vorgenommen werden sollten, um die Notwendigkeit einer Fortführung der Neuroleptikagabe zu überprüfen (Übersichtsarbeiten siehe Schneider et al., 1990; Mayeux, 1990; Gottlieb und Kumar, 1993). Als Alternative zur Neuroleptikagabe sollte bei Unruhezuständen der Einsatz von Beta-Blockern erwogen werden (siehe unten).

7.2.4 Andere (Beta-Blocker, Carbamazepin)

Mehrere Studien berichten von überraschend guten Effekten von Beta-Blockern auf Agitiertheit und Unruhe bei Demenzpatienten, insbesondere auch bei solchen Patienten, bei denen Neuroleptika keine positiven Effekte hatten (Übersicht bei Gottlieb und Kumar, 1993). Dosen von 60 mg Propanolol werden von unruhigen Demenzpatienten offenbar ohne Nebenwirkungen, insbesondere ohne eine hypotone Reaktion vertragen. Falls keine internistischen Kontraindikationen bestehen (z.B. eine Herzinsuffizienz, eine Bradykardie, ein Diabetes mellitus, Asthma bronchiale oder eine arterielle Verschlußkrankheit), dürfen Beta-Blocker als eine durch Studien gut belegte Alternative zur Gabe von Neuroleptika gelten.

Berichte über den Einsatz von Carbamazepin bei Demenzpatienten sind derzeit noch spärlich, so daß diese Substanz bei Alzheimer-Dementen derzeit keine Indikation hat (Übersicht bei Gottlieb und Kumar, 1993).

Zusammenfassung
Medikamente zur Behandlung der Alzheimer-Demenz, welche zu einer Besserung kognitiver Symptome führen, stehen nicht zur Verfügung. Einige wenige Substanzen scheinen jedoch in der Lage zu sein, die Progression der Erkrankung zu verlangsamen oder gar anzuhalten. Zu den Substanzen mit nachgewiesener positiver Wirkung und guter Verträglichkeit zählen Inhibitoren der MAO B wie L-Deprenyl/Selegilin (Jumex ®) und Nicergolin (Sermion 30 ®). Inhibitoren der Acetylcholinesterase wie Tacrin haben bei fraglicher Wirksamkeit ein äußerst problematisches Nebenwirkungsprofil und werden - im Bereich effektiver Tagesdosen - von der Mehrheit der Patienten offenbar nicht vertragen. Vigilanzsteigernde Präparate wie Piracetam und dessen Abkömmlinge haben den Nachteil, daß sie häufig zu Unruhe führen. Die Gabe von Kalzium-Antagonisten ist bei der Alzheimer-Demenz nicht indiziert. Möglicherweise werden in Zukunft Substanzen mit antientzündlicher oder immunmodulatorischer Wirkung einen Platz bei der Behandlung der Alzheimer-Demenz haben.

8 Nichtmedikamentöse Therapieansätze

8.1 Nichtmedikamentöse Therapie der kognitiven Kernsymptomatik: Trainings- und Aktivierungsprogramme

- **Wissenschaftliche Grundlage für aktivierende Therapiestrategien**

Primäres morphologisches Korrelat der Alzheimer-Demenz und mit dem klinischen Grad der Demenz eng korreliert ist die Abnahme der kortikalen Synapsendichte (Bertoni-Freddari, 1989; DeKoskey und Scheff, 1990; Masliah et al., 1991; Terry et al., 1991; Masliah et al., 1992; Honer et al., 1992; Terry et al., 1991; Lassmann et al., 1992; Masliah et al., 1993; Scheff und Price, 1993; Scheff et al., 1993; Zhan et al., 1993; Masliah et al., 1994; Übersichtsarbeit siehe Bauer und Berger, 1993; Masliah und Terry, 1993; Bauer, 1994). Experimentell konnte gezeigt werden, daß spezifisches Training einer bestimmten Funktion zur Stabilisierung und Vermehrung von Synapsen in jenen kortikalen Arealen führt, in denen die jeweils trainierte Funktion repräsentiert ist (Übersichtsarbeiten bei Merzenich et al., 1990; Doyere et al., 1993; Horner, 1993).

Die Fähigkeit des Gehirns zu synaptischer Plastizität bleibt auch im Alter erhalten, ist bei Alzheimer-Kranken jedoch signifikant vermindert (Scheibel et al., 1975, 1976; Scheibel und Tomiyasu, 1978; Buell und Coleman, 1979, 1981; Senitz, 1990; Horner, 1993). Tierexperimentelle Arbeiten zeigen, daß ein langanhaltender Entzug neuropsychologischer und psychosozialer Stimuli zu einem signifikanten Rückgang kortikaler Plastizität und zu Veränderungen führt, wie sie sich auch in den Kortizes von Alzheimer-Kranken finden lassen (Übersichtsarbeit bei Renner und Rosenzweig, 1987; Swaab, 1991; Horner, 1993). Wir fanden in eigenen Untersuchungen, daß sich in den prämorbiden Biografien von Alzheimer-Patienten Jahre vor Beginn der ersten kognitiven Symptome eine langdauernde Entwicklung nachweisen läßt, die charakterisiert ist durch Behütung, Fremdbestimmung, Motivationsverlust und durch eine damit einhergehende Inaktivierung höherer neuropsychologischer Funktionen (siehe Kapitel 5.3).

- **Formen aktivierender Therapie**

Um Plastizitätsvorgänge zu unterstützen, wurden bei der Alzheimer-Demenz eine neuropsychologische Aktivierung der Patienten vorgeschlagen. Während bei vaskulär Dementen gezeigt werden konnte, daß ein Training kognitiver Funktionen zu einer Verbesserung objektiver Parameter kognitiver Funktionen führen kann (z. B. Wranek und Ladurner, 1993; Ermini-Fünfschilling et al., 1993), wurden die Effekte eines kognitives Trainings ("Hirn-Jogging" und Ähnliches) bei Alzheimer-Dementen erst in Ansätzen auf ihre Wirksamkeit überprüft. Ein "mentales Training", welches in einer Kombination aus Gedächtnistraining, sozialem Kompetenztraining und allgemeiner Aktivierung bestand und über einen Zeitraum von einem Jahr durchgeführt wurde, zeigte bei Alzheimer-Patienten im Frühstadium der Erkrankung einen stabilisierenden Effekt, der sich beim verbalen Gedächtnis sowie bei der verbalen Flüssigkeit zeigte (Ermini-Fünfschilling et al., 1993). Ein einmal wöchentlich jeweils 90-minütiges Training von allgemeinen Alltagskompetenzen zeigte bei Alzheimer-Patienten ausschließlich im Frühstadium der Erkrankung positive Effekte (Greifenhagen et al., 1993).

- **Multimodale versus unimodale Aktivierung**

Eine Nürnberg-Erlangener Arbeitsgruppe um Oswald führte eine Langzeituntersuchung zu den Effekten verschiedener Aktivierungstherapien bei über 300 alten, mehrheitlich gesunden Personen durch (SIMA-Studie). Die Anwendung verschiedener Aktivierungstherapien über einen Zeitraum von einem Jahr hinweg zeigte, daß ein isoliertes Gedächtnistraining, eine isolierte körperlich-sportliche Aktivierung oder ein isoliertes Alltags-Kompetenztraining zwar in der Lage ist, die trainierten Einzelfunktionen signifikant zu stabilisieren (Oswald, 1993). Es waren nach einer unimodalen, also nur eine Funktion aktivierenden Therapie jedoch keine Transfereffekte auf andere Bereiche zu beobachten, insbesondere zeigten sich nach unimodaler Aktivierung keine positiven Effekte auf die Gesamtbefindlichkeitsskala SCAG (Venn et al., 1986). Ein positiver Effekt auf die neuropsychiatrische Parameter miteinschließende SCAG-Skala ergab sich ausschließlich bei jener Gruppe alter Menschen, die eine kombinierte Aktivierung durch Gedächtnistraining **und** körperliches Training durchlaufen hatte.

Insgesamt zeigt die SIMA-Studie, daß bei alten Menschen ein **multimodales** Aktivierungstraining (d.h., kognitives **und** leichtes körperliches Training) jedem **unimodalem** Training (von Gedächtnis, Alltagskompetenz oder Motorik) signifikant überlegen ist (Oswald et al., 1993). Dies könnte auch für Alzheimer-Patienten Gültigkeit haben. Eine Erklärung für den besonders guten Effekt einer kombinierten Aktivierung liegt möglicherweise in der besonderen Motivationssteigerung, welche bei kombinierter Aktivierung zu beobachten war (Oswald, 1993). Im übrigen konnte eine Untersuchung der Kölner Sporthochschule und des Kölner Max-Planck-Institutes für Hirnforschung zeigen, daß eine leichte körperliche Aktivierung von nur 25 Watt - einem lockeren Spaziergang entsprechend - im gesamten Kortex zu einer Mehrdurchblutung von über 13% führt (Hollmann, 1992). Auch dies könnte zu einem gewissen Grad erklären, warum eine kombinierte Anwendung von körperlicher und geistiger Aktivierung zu besonders günstigen Resultaten führt.

- **Aktivierungstherapie in spezialisierten Einrichtungen**

Alzheimer-Patienten sollten **motivational, kognitiv und körperlich** aktiviert werden. Nach unserer Erfahrung sind die häuslichen Bezugspersonen der Patienten **nicht** in der Lage, eine sachgerechte Aktivierungstherapie ihres Alzheimer-kranken Angehörigen zu übernehmen. Von Bezugspersonen durchgeführte Aktivierungsübungen werden nach unserer Beobachtung in vielen Fällen ungeduldig, mit zu hohen Erwartungen und oft unter Leistungsdruck durchgeführt. Dieser Leistungsdruck, unter den sich die Angehörigen meistens selbst stellen, überträgt sich auf die Patienten. Ungeduldig und unter Leistungsdruck durchgeführte Aktivierungsmaßnahmen sind bei Alzheimer-Patienten jedoch absolut kontraproduktiv und verschlechtern den Zustand den Patienten weiter.

Da das häusliche Umfeld der Patienten mit Aktivierungsaufgaben nach unserer Erfahrung überfordert ist, sollten Alzheimer-Patienten idealerweise mehrmals in der Woche einen halben Tag in einer spezialisierten Tagesstätte verbringen können, in welcher die Patienten durch ausgebildete Pflegekräfte, Krankengymnasten oder Psychologen multimodal aktiviert werden.

8.2 Nichtmedikamentöse Therapie der psychiatrischen Begleitsymptomatik

- **Grundregeln zur Gestaltung des Tagesablaufs**

Störungen der Schlaf-Wachrhythmik, insbesondere nächtliche Unruhe und Schlafstörungen, lassen sich bei älteren Menschen im allgemeinen und bei Alzheimer-Patienten im besonderen durch nichtmedikamentöse Maßnahmen günstig beeinflussen (Übersichtsarbeiten bei Van Someren et al., 1993; Bliwise, 1993). Zahlreiche Untersuchungen zeigen, daß bei älteren Personen eine Verkürzung der Schlaflatenz (d.h., der Zeit zwischen Zubettgehen und Schlafbeginn), eine Verlängerung der Gesamtschlafdauer und eine Verbesserung der subjektiv erlebten Schlafqualität erreicht werden kann, wenn die nächtlichen Bettzeiten auf etwa 7-8 Stunden verkürzt werden und die Patienten tagsüber davon abgehalten werden, Nickerchen zu halten (Spielman et al., 1987; Rubenstein et al., 1987, 1990; Hoelscher und Edinger, 1988; Edinger et al., 1989; Friedman et al., 1991; Schmidt-Nowara et al., 1992; Übersicht bei Van Someren et al., 1993; Bliwise, 1993). Bei gesunden Älteren ließ sich zeigen, daß regelmäßige körperliche Betätigung am Tage nicht nur nachgewiesene positive Effekte auf den Schlaf, sondern auch auf verschiedene kognitive Parameter hat (Dustman et al., 1984, 1990; Baylor und Spirduso, 1988; Bashore, 1989; Shay und Roth, 1992; Übersicht bei Van Someren et al., 1993; Bliwise, 1993). Auch Kontakte und soziale Interaktionen tagsüber haben bei Demenzpatienten nachgewiesene positive Effekte auf das Verhalten sowie auf den Schlaf-Wachrhythmus (Okawa et al., 1991, 1993; Übersicht bei Van Someren et al., 1993; Bliwise, 1993).

Wichtige Grundregeln für die Gestaltung des Tagesablaufes bei alten Menschen sind daher körperliche und soziale Aktivierung am Tage, Vermeidung von Tagesschlaf und Begrenzung der nächtlichen Bettzeit auf 7-8 Stunden.

- **Lichttherapie**

Eine täglich durchgeführte Lichttherapie führt bei Alzheimer-Kranken und bei vaskulär-dementen Patienten nicht nur zu einer signifikanten Verbesserung des Nachtschlafes (insbesondere zu einer Verkürzung der Schlaflatenz und zu einer Zunahme von Tiefschlaf), sondern vermag agitiertes Verhalten am Tage einschließlich des sogenannten "sundowning" (Unruhe gegen Abend) signifikant zu verbessern (Campbell et al., 1991; Satlin et al., 1992; Okawa et al., 1991, 1993; Übersicht bei Van Someren et al., 1993; Bliwise, 1993). Positive Effekte zeigten sich bei Alzheimer-Patienten z. B. mit einer täglich durchgeführten, jeweils zweistündigen Lichttherapie von 2.000 Lux, entweder am späten Nachmittag (17-19 Uhr) oder am frühen Vormittag (9-11 Uhr)(Okawa et al., 1991, 1993). Generell sollte - vor allem in Heimen! - darauf geachtet werden, daß sich Demenzpatienten tagsüber in ausreichend hellen Räumen aufhalten, nachts dagegen in wirklicher Dunkelheit verbringen (Übersicht bei Van Someren et al., 1993; Bliwise, 1993).

- **Exogene Wärmezufuhr**

Eine Verbesserung des Nachtschlafes, insbesondere eine Vermehrung von Tiefschlaf kann bei älteren Menschen offenbar auch durch eine vor der Zubettgehzeit durchgeführte exogene Wärmezufuhr, z.B. durch ein 15-minütiges heißes Bad erreicht werden (Horne et al., 1983, 1985, 1987; Bunnell und Horvath, 1985; Gaddy et al., 1993; Übersicht bei Van Someren et al., 1993; Bliwise, 1993). Um paradoxe Effekte auf den Schlaf zu vermeiden, ist ein ausreichender zeitlicher Abstand von 3-4 Stunden vor dem Zubettgehen zu beachten.

8.3 Flankierende psychosoziale Maßnahmen

- **Entlastung von Angehörigen**

Die Entlastung pflegender Angehöriger muß bei der Alzheimer-Demenz zu den "therapeutischen Standards" gezählt werden. Damit Alzheimer-Patienten solange als möglich im privaten Umfeld verbleiben können, muß das Umfeld entlastet werden. Die psychologische Entlastung der primären Bezugsperson, also meist des Ehepartners oder pflegender Kinder, ist dabei von zentraler Bedeutung, gerade auch für den Patienten selbst. Das Angebot zur Teilnahme an einer Angehörigengruppe sollte immer erfolgen, schafft alleine jedoch häufig zunächst keine ausreichende Entlastung. Häufig sind Partner von Alzheimer-Patienten durch depressive Störungen erheblich gefährdet. Den jeweiligen Angehörigen sollte daher das Angebot einer entlastenden psychotherapeutischen Bearbeitung der neuentstandenen Situation gemacht werden.

Zusammenfassung

Ziel nichtmedikamentöser Maßnahmen bei der Alzheimer-Demenz ist eine multimodale (motivationale, mentale und körperliche) Aktivierung. Psychiatrische Begleitsymptome der Alzheimer-Demenz sollten in erster Linie mit nichtmedikamentösen Maßnahmen angegangen werden: Im Vordergrund sollte dabei eine Strukturierung des Tagesablaufes mit einem ausreichenden Maß an körperlicher, mentaler und motivationaler Aktivierung stehen. Um Unruhe während der Nacht entgegenzuwirken, sollten "Nickerchen" am Tage unterbunden werden und die nächtliche Bettzeit auf 7-8 Stunden begrenzt sein. Bei depressiven Alzheimer-Patienten können aktivierende Maßnahmen durch die Gabe antidepressiver Medikamente mit schwacher anticholinerger Wirkung unterstützt werden. Zur Sedation unruhiger Patienten können niedrigdosierte Neuroleptika eingesetzt werden. Die Gabe von Benzodiazepinen ist zu vermeiden.

9. Ärztliche Beratung von Angehörigen: Genetisches Risiko und Fahrtauglichkeit

- **Genetisches Risiko für die Kinder**

Unserer Erfahrung nach wird der behandelnde Arzt von den erwachsenen Kindern von Alzheimer-Patienten regelmäßig nach dem Vererbungsrisiko gefragt. Die Angehörigen sollten zunächst darauf hingewiesen werden, daß sich bei über 90% aller Alzheimer-Patienten keine Hinweise auf eine familiäre Häufung finden, welche die Voraussetzungen für einen autosomal dominanten Erbgang erfüllt (Duara et al., 1993). Gelegentlich war oder ist ein Vorfahre oder Geschwister eines Demenzpatienten an einer Demenzerkrankung vom Nicht-Alzheimer-Typ erkrankt, z. B. an einer Multiinfarkt-Demenz oder an einer Demenz bei vorbestehendem Diabetes mellitus. Daraus ergeben sich selbstverständlich **keine** Hinweise auf eine familiäre Alzheimer-Erkrankung, da es sich bei Demenzerkrankungen vom Nicht-Alzheimer-Typ und vom Alzheimer-Typ um völlig verschiedene Erkrankungen handelt. Diese banale Tatsache wurde bei verschiedenen epidemiologischen Studien nicht beachtet.

Mutationen innerhalb und außerhalb des Amyloidgens betreffen nur eine kleine Subgruppe der ihrerseits nur kleinen Gruppe familiärer Erkrankungsfälle. Insgesamt sind von heute bekannten genetischen Veränderungen weit weniger als 1% aller Alzheimer-Patienten betroffen.

Die Variante ApoE4 des Apolipoprotein-Gens stellt eine genetische Risikodisposition für die Alzheimer-Erkrankung dar. ApoE4 ist jedoch weder eine notwendige noch hinreichende Voraussetzung für die Erkrankung. Etwa 1/3 aller Alzheimer-Patienten verfügen über kein ApoE4-Allel und sind trotzdem erkrankt. Andererseits tragen 20-30% der Normalbevölkerung mindestens 1 ApoE4-Allel, von diesen erkrankt aber nur ein sehr kleiner Anteil an einer Alzheimer-Demenz. Das Lebenszeitrisiko eines/einer 35jährigen mit homozygotem E4/E4-Phänotyp (also mit einem doppeltem ApoE4-Gen), an einer Alzheimer-Demenz zu erkranken, beträgt lediglich 6,4% (Ben-Shlomo et al., 1993). Die Bestimmung des ApoE-Phänotyps eignet sich daher **nicht** zur vorausschauenden Demenzdiagnostik und sollte zur Vermeidung einer Neurotisierung auch dann abgelehnt werden, wenn Angehörige eine Bestimmung wünschen sollten.

Kinder von an Alzheimer-Demenz Erkrankten sollten die korrekte Auskunft erhalten, daß genetische Faktoren bei der Alzheimer-Demenz - anders als bei wirklich genetisch determinierten Erkrankungen wie der Chorea Huntington - nur eine untergeordnete Rolle spielen.

- **Fahrtauglichkeit**

In vielen Fällen wird der behandelnde Arzt um eine Stellungnahme zur Fahrtauglichkeit eines Alzheimer-Patienten gebeten. Das durchschnittliche Unfall-Risiko autofahrender Alzheimer-Patienten ist während der ersten drei Jahre nach Beginn der Erkrankung (bei Datierung des Erkrankungsbeginns durch engste Angehörige) um das doppelte höher als das Unfall-Risiko altersvergleichbarer Kontrollpersonen. Das Unfallrisiko von Alzheimer-Patienten liegt während dieses Zeitraums jedoch noch unterhalb des Unfall-Risikos junger Männer bis 24 Jahre (Drachman und Swearer, 1993). Drachman und Swearer halten daher das Risiko, daß Alzheimer-Patienten innerhalb der ersten drei Jahre nach Erkrankungsbeginn noch Auto fahren, für vertretbar. Sie empfehlen jedoch eine Prüfung der praktischen Fahrtauglichkeit in jedem Einzelfall.

Wir halten nach unseren Beobachtungen eine Fahrtauglichkeit von Alzheimer-Patienten in einem Zeitraum von 3 Jahren nach Erkrankungsbeginn nur dann für gegeben, wenn keine Apraxie, kein Verlust visuokonstruktiver Fähigkeiten und keine örtliche Desorientierung vorliegen und wenn keine signifikante Verminderung der Reaktionsgeschwindigkeit besteht. Dies muß bei jedem Patienten anhand einer neuropsychologischen Testbatterie überprüft werden. Liegt eine solche Untersuchung nicht vor, dann ist die Fahrtauglichkeit von Patienten mit einer Alzheimer-Demenz u. E. ab dem Zeitpunkt der Diagnosestellung zu verneinen.

Zusammenfassung

Erwachsene Kinder von Alzheimer-Patienten sind durch regelmäßig in den Medien wiedergegebene Behauptungen über ein angeblich hohes Vererbungsrisiko der Erkrankung meistens erheblich verunsichert. Darum wird der Arzt fast immer um eine entsprechende Auskunft gebeten. Angehörige von Alzheimer-Patienten sollten darauf hingewiesen werden, daß genetische Faktoren in über 90% der Alzheimer-Erkrankungsfälle keine besondere Bedeutung haben. Heute bekannte genetische Mutationen innerhalb und außerhalb des Amyloidgens betreffen weniger als 1% aller Alzheimer- Patienten. Eine Variante des Eiweißes Apolipoprotein E mit der Bezeichnung ApoE4 führt zu einer geringgradigen Erhöhung des Alzheimer-Erkrankungsrisikos. Personen mit einer reinen (homozygoten) ApoE4-Genausstattung haben jedoch ein lediglich bei 6,4% liegendes Lebenszeitrisiko, an einer Alzheimer-Demenz zu erkranken. Die ebenfalls von Angehörigen häufig gestellte Frage nach der Fahrtauglichkeit ist im Einzelfall durch eine testpsychologische Untersuchung zu entscheiden. Wenn keine Verminderung der Reaktionsgeschwindigkeit und keine Defizite bei der räumlichen Orientierung vorliegen, kann die Fahrtauglichkeit im Frühstadium der Erkrankung (bis zu 3 Jahren nach Erkrankungsbeginn) gegeben sein. Ansonsten ist bei Alzheimer-Patienten die Fahrtauglichkeit jedoch grundsätzlich zu verneinen.

Literaturverzeichnis

Abraham CR, Selkoe DJ, Potter H. Immunochemical identification of the serine protease inhibitor alpha1-antichymotrypsin in the brain amyloid deposits of Alzheimer's disease. Cell 1988; 52: 487-501.

Akiyama H, Yamada T, McGeer PL, Kawamata T, Tooyama I, Ishii T. Columnar arrangement of ß-amyloid protein deposits in the cerebral cortex of patients with Alzheimer's disease. Acta Neuropathol 1993; 85: 400-3.

Alderson RF, Alterman AL, Barde YA, Lindsay. RM Brain-derived neurotrophic factor increases survival and differentiated functions of rat septal cholinergic neurons in culture. Neuron 1990; 5: 297-306.

Alexopoulos GS, Meyers BS, Young RC, Mattis S, Kakuma T. The course of geriatric depression with "reversible dementia": a controlled study. Am J Psychiatry 1993; 150: 1693-9.

Allen SJ, MacGowan SH, Treanor JJS, Feeney R, Wolcock GK, Dawbarn D. Normal ß-NGF content in Alzheimer's disease cerebral cortex and hippocampus. Neurosci Lett 1991; 131: 135-9.

Allsop D, Landon M, Kidd M. The isolation and amino acid composition of senile plaque core protein. Brain Res 1983; 259: 348-2.

Almkvist O, Bäckman L, Basun H, Wahlund LO. Patterns of neuropsychological performance in Alzheimer's disease and vascular dementia. Cortex 1993; 29: 661-3.

Altstiel LD, Sperber K. Cytokines in Alzheimer's disease. Prog Neuro-Psychopharmacol Biol Psychiatry 1991; 15: 481-5.

Alzheimer A. Neuere Arbeiten über die Dementia senilis und die auf atheromatöser Gefässerkrankung basierenden Gehirnkrankheiten. Monatsschr f Psych u Neurol 1898; 1: 101-5.

Alzheimer A. Über einen eigenartigen schweren Erkrankungsprozess der Hirnrinde. Neurologisches Centralblatt 1906; 23: 1134.

Alzheimer A. Über eine eigenartige Erkrankung der Hirnrinde. Centralblatt für Nervenheilkunde und Psychiatrie 1907; 18: 177-9.

Alzheimer A. Über eine eigenartige Erkrankung der Hirnrinde. Allg Zeitschr f Psychiatr 1907; 64: 146-8.

Alzheimer A. Über eigenartige Krankheitsfälle des späteren Alters. Zeitschr f die ges Psychiatr u Neurol 1911; 4: 356-5.

Amaducci L, Lippi A. Risk factors for Alzheimer's disease. Intern J Geriatr Psychiat 1992; 7: 383-8.

Amrein R. Nach einem Bericht von EB Moosmann über eine Forschungskonferenz in Zürich. Fortschr Med 1993; 111: 63-4.

Amster L, Krauss HH. The relationship between life crises and mental deterioration. Int J Aging Hum Dev 1974; 5: 51-5.

Appel S. A unifying hypothesis for the cause of amyotrophic lateral sclerosis, Parkinsonism, and Alzheimer disease. Ann Neurol 1981; 20: 499-505.

Arai H, Lee VMY, Otvos L, Greenberg BD, Lowery DE, Sharma S, Schmidt ML, Trojamowski JQ. Defined neurofilament, tau, and ß-amyloid precursor protein epitopes distinguish Alzheimer from non-Alzheimer senile plaques. Proc Natl Acad Sci USA 1990; 87: 2249-52.

Arendt T. Das Syndrom der partiellen Deafferentierung des kortikalen Mantels - ein Konzept zur Beschreibung der brain-behaviour relationships bei dementiellen Erkrankungen. Fortschr Neurol Psychiatr 1991; 59: 81-91.

Argelander H. Das Erstinterview in der Psychotherapie. Darmstadt: Wissenschaftliche Buchgesellschaft 1989.

Arispe N, Pollard HB, Rojas E. Giant multilevel cation channels formed by Alzheimer disease amyloid ß-protein in bilayer membranes. Proc Natl Acad Sci USA 1993; 90: 10573-7.

Arispe N, Rojas E, Pollard H. Alzheimer disease amyloid protein forms calcium channels in bilayer membranes: blockade by tromethamine and aluminium. Proc Natl Acad Sci USA 1993; 90: 567-71.

Armstrong RA, Myers D, Smith CUM. The spatial patterns of ßA4 deposit subtypes in Alzheimer's disease. Acta Neuropathol 1993; 86: 36-41.

Armstrong RA, Myers D, Smith CUM. The spatial patterns of plaques and tangles in Alzheimer's disease do not support the cascade hypothesis. Dementia 1993; 4: 16-20.

Azari NP, Pettigrew KD, Schapiro MB, Haxby JV, Grady CL, Pietrini P, Salerno JA, Heston LL, Rapoport SI, Horwitz B. Early detection of Alzheimer's disease: a statistical approach using positron emission tomographic data. J Cereb Blood Flow Metab 1993; 13: 438-47.

Bahro M, Riemann D, Stadtmüller G, Berger M, Gattaz WF. REM sleep parameters in the discrimination of probable Alzheimer's disease from old-age depression. Biol Psychiatry 1993; 34: 482-6.

Banati RB, Gehrmann I, Czech C, Mönning U, Joner LL, König G, Beyreuther K, Kreutzberg GW. Early and rapid de novo synthesis of Alzheimer ßA4-amyloid precursor protein (APP) in activated microglia. GLIA 1993; 9: 199-210.

Bancher C, Braak H, Fischer P, Jellinger KA. Neuropathological staging of Alzheimer lesions and intellectual status in Alzheimer's and Parkinson's disease patients. Neurosci Lett 1993; 162: 179-82.

Bashore TR. Age, physical fitness and mental processing speed. in: Annual Review of Gerontology and Geriatrics. Vol 9. Lawton MP, ed. New York; Springer 1989: 120-44.

Bauer J. Psychosomatik der Adnexitis. Gynäkol Prax 1982; 6: 725-30.

Bauer J, Ganter U, Geiger T, Jacobshagen U, Hirano T, Matsuda T, Kishimoto T, Andus T, Acs G, Gerok W, Ciliberto G. Regulation of interleukin-6 expression in human monocytes and monocyte-derived macrophages. Blood 1988; 72: 1134-40.

Bauer J, Bauer TM, Kalb T, Lengyel G, Taga T, Hirano T, Kishimoto T, Acs G, Mayer L, Gerok W. Regulation of the interleukin-6 receptor expression in human monocytes and monocyte-derived macrophages: comparison with the expression in human hepatocytes. J Exp Med 1989; 170: 1537-49.

Bauer J. Interleukin-6 and its receptor during homeostasis, inflammation and tumor growth. Klin Wochenschr 1989; 67: 697-706.

Bauer J, Strauss S, Schreiter-Gasser U, Ganter U, Schlegel P, Witt I, Volk B, Berger M. Interleukin-6 and alpha2-macroglobulin indicate an acute-phase state in Alzheimer's disease cortices. FEBS Lett 1991; 285: 111-4.

Bauer J, Strauss S, Volk B, Berger M. Il-6-mediated events in Alzheimer's disease pathology. Immunol Today 1991; 12: 422.

Bauer J, Herrmann F. Interleukin-6 in clinical medicine. Ann Hematol 1991; 62: 203-10.

Bauer J, König G, Strauss S, Jonas U, Ganter U, Weidemann A, Mönning U, Masters CL, Volk B, Berger M, Beyreuther K. In-vitro matured human macrophages express Alzheimer's ßA4-amyloid precursor protein indicating synthesis in microglial cells. FEBS Lett 1991; 282: 335-40.

Bauer J, Ganter U, Strauss S, Stadtmüller G, Frommberger U, Bauer H, Volk B, Berger M. The participation of interleukin-6 in the pathogenesis of Alzheimer's disease. Research in Immunol 1992; 143: 650-7.

Bauer J, Kasper J, Frommberger U, Hohagen F, Stadtmüller G, Berger M. Differenzierung und Genese von Bewußtseinsstörungen. 1992; 29 (suppl): 3-9.

Bauer J, Berger M. Neuropathologische, immunologische und psychobiologische Aspekte der Alzheimer-Demenz. Fortschr Neurol Psychiat 1993; 61: 225-40.

Bauer J, Ganter U, Abel J, Strauss S, Jonas U, Weiß R, Gebicke-Haerter P, Volk B, Berger M. Effects of interleukin-1 and interleukin-6 on metallothionein and amyloid precursor protein expression in human neuroblastoma cells. J Neuroimmunol 1993; 45: 163-74.

Bauer J. Die Alzheimer-Demenz: mehr als Amyloid-Plaques und neurofibrilläre Degeneration. Fortschr Med 1994; 112: 81-4.

Bayles KA. Age at onset of Alzheimer's disease. Arch Neurol 1991; 48: 155-9.

Baylor AM, Spirduso WW. Systematic aerobic exercise and components of reaction time in older women. J Gerontol 1988; 43: 121-6.
Beats B, Burns A, Levy R. Single photon emission tomography in dementia. Internat J Geriat Psychiat 1991; 6: 57-62.
Beckmann D, Richter HE. Gießen-Test. Ein Test für Individual- und Gruppendiagnostik. Bern: Hans Huber Verlag 1972.
Beer RE, Ulrich J. Alzheimer plaque density and duration of dementia. Arch Gerontol Geriatr 1993; 16: 1-7.
Beisiegel U, Weber W, Ihrke G, Herz J, Stanley KK. The LDL-receptor related protein, LRP, is an apolipoprotein-E binding protein. Nature 1991; 341: 162-4.
Ben-Shlomo Y, Lewis G, McKeigue PM. Letter to Lancet. Lancet 1993, 342: 1310.
Benes FM, Farol PA, Majocha RE, Marotta CA, Bird ED. Evidence for axonal loss in regions occupied by senile plaques in Alzheimer cortex. Neuroscience 1991; 42: 651-60.
Berg L, XV Weltkongress für Neurologie, Vancouver, Sept 1993, nach einem Bericht von E Moosmann: Umdenken in puncto Demenz. Fortschr Med 1994; 112: 20-2.
Berkenbosch F, Biewenga J, Brouns M, Rozemuller JM, Strijbos P, Van Dam AM. Cytokines and inflammatory proteins in Alzheimer's disease. Research in Immunol 1992; 143: 657-63.
Bertoni-Freddari C, Fattoretti P, Meier-Ruge W, Ulrich J. Computer-assisted morphometry of synaptic plasticity during aging and dementia. Path Res Pract 1989; 185: 799-802.
Berlit P, Hennerici M, Vetter P. Differentialdiagnose der Alzheimer-Demenz aus neurologischer Sicht. Dtsch med Wochenschr 1990; 115: 1724-8.
Berrios GE. Non-cognitive symptoms and the diagnosis of dementia. Brit J Psychiatry 1989; 154: 11-6.
Beyreuther K, Masters CL. Nomenclature of Amyloid A4 Proteins and their precursors in Alzheimer's disease and Down's syndrome. Neurobiol Aging 1990; 11: 66-8.
Biel MF, Mazurek MF, Tran VT Chattha, G Bird, ED Martin, JB. Reduced numbers of somatostatin receptors in the cerebral cortex in Alzheimer's disease. Science 1985; 229. 289-91.
Binetti G, Magni E, Padovani A, Cappa SF, Bianchetti A, Trabucchi M. Neuropsychological heterogeneity in mild Alzheimer's disease. Dementia 1993; 4: 321-6.
Binswanger O. Die Abgrenzung der allgemeinen progressiven Paralyse. Berl Klin Wochenschr 1894; 49: 1103-5 1137-9 1180-7.
Bissette G, Reynolds GP, Kilts CD, Widerlov E, Meneroff CB. Corticotropin-releasing factor-like immunoreactivity in senile dementia of the Alzheimer type. JAMA 1985; 254: 3067-9.
Bissette G, Smith WH, Dole KD, Crain B, Ghanbari H, Miller B, Nemeroff, CB. Alterations in Alzheimer's disease-associated protein in Alzheimer's disease frontal and temporal cortex. Arch Gen Psychiatry 1991; 48: 1009-12.
Black JE, Isaacs KR, Greenough WT. Usual versus successful aging: some notes on experiental factors. Neurobiol Aging 1991; 12: 325-8.
Blass JP, Gleason P, Brush D, DiPonte P, Thaler H. Thiamine and Alzheimer's disease. Arch Neurol 1988; 45: 833-5.
Blessed G, Tomlinson BE, Roth M. The association between quantitative measures of dementia and of senile change in the cerebral grey matter of elderly subjects. Brit J Psychiat 1968; 114: 797-811.
Bliwise DL. Sleep in normal aging and dementia. Sleep 1993; 16: 40-81.
Blocq P, Marinesco G. Sur le lesions et la pathogenie de l'epilepsie dite essentielle. Sem med (Paris) 1892; 12: 445.
Bondareff W, Mountjoy CQ, Roth M, Rossor MN, Iversen LL, Reynolds GP. Age and histopathologic heterogeneity in Alzheimer's disease. Arch Gen Psychiatry 1987; 44: 412-7.
Bondareff W, Mountjoy C Q, Wischik C, Hauser D L, Roth M. Evidence of subtypes of Alzheimer's disease and implications for etiology. Arch Gen Psychiatry 1993; 50: 350-6.
Bormann J. Neuroprotektive Wirkung von Memantine. Sonderheft Geriatrie und Rehabilitation Juli 1991.
Bouman L. Senile Plaques. Brain 1934; 57: 128-42.

Bowen DM, Benton JS, Spillane JA, Smith CCT, Allen SJ. Cholin acetyltransferase activity and histopathology in frontal neocortex from biopsies of demented patients. J Neurol Sci 1982; 57: 191-202.

Bowman BAB. Acetyl-Carnitine and Alzheimer's disease. Nutr Rev 1993; 50: 142-4.

Bozzola FG, Gorelick PB, Freels S. Personality changes in Alzheimer's disease. Arch Neurol 1992; 49: 297-300.

Braak H, BraakE, Grundke-Iqbal I, Iqbal K. Occurence of neuropil threads in the senile human brain and in Alzheimer's disease: a third location of paired helical filaments outside neurofibrillary tangles and neuritic plaques. Neurosci Lett 1986; 65: 351-5.

Braak H, Braak E. Neurofibrillary changes confined to the entorhinal region and abundance of cortical amyloid in cases of presenile and senile dementia. Acta Neuropathol 1990; 80: 479-86.

Braak H, Braak E. Neuropathological stageing of Alzheimer-related changes. Acta Neuropathol 1991; 82: 239-59.

Braunmühl A von. Kolloidchemische Betrachtungsweise seniler und präseniler Gewebsveränderungen. Zeitschr f d ges Neurol Psych 1932; 142: 1-54.

Braunmühl A von. Alterserkrankungen des Zentralnervensystems. Senile Involution. Senile Demenz. Alzheimer'sche Krankheit. In: Handbuch der speziellen pathologischen Anatomie und Histologie. Lubarsch O, Henke F, Rössle R, Hrsg. Band XIII, Bandteil A: Scholz W, Hrsg. Berlin Göttingen Heidelberg: Springer 1957: 339-462.

Breitner JCS, Gau BA, Welsh KA, Plassmann BL, McDonald WM, Helms MJ, Anthony JC. Inverse association of anti-inflammatory treatments and Alzheimer's disease. Neurology 1994; 44: 227-32.

Breteler MMB, Claus JJ, Van Duijn CM, Launer LJ, Hofman A. Epidemiology of Alzheimer's disease. Epidemiol Rev 1992; 14: 59-82.

Brice A, Boch AL, Stevanin G, Khati C, Dubois B, Agid Y, Campion D, Clerget F, Mallet J, Bellis M, Michon A, Pillon B, Martinez M, Babron MC, Hannequin D, Puel M, Ledoze F, Pasquier F, Zimmermann MA, Desi M, Verceletto M, Thomas-Anterion C, Lemaitre MH, Pellat J, Goas JY, Touchon J, Ali-Cherif A, Orgogozo JM. Absence of the amyloid precursor protein gene mutation (APP 717: Val>Ile) in 85 cases of early onset Alzheimer's disease. J Neurol Neurosurg Psychiatry 1993; 56: 112-3.

Broe GA, Henderson AS, Creasey H, McCusker E, Korten AE, Jorm AF, Longley W, Anthony JC. A case-control study of Alzheimer's disease in Australia. Neurology 1990; 40: 1698-1707.

Broich K, Adam S Hartmann, A Biersack, HJ Grünwald, F. Regionale Hirndurchblutungsstörungen und neuropsychologischer Befund bei der Demenz vom Alzheimer-Typ. Nervenarzt 1989, 60: 141-8.

Buell SJ, Coleman PD. Dendritic growth in the aged human brain and failure of growth in senile dementia. Science 1979; 206: 854-6.

Buell SJ, Coleman PD. Quantitative evidence for selective dendritic growth in normal human aging but not in senile dementia. Brain Res 1981; 214: 23-41.

Bugiani O, Giaccone G, Frangione B, Ghetti B, Tagliavini F. Alzheimer patients: preamyloid deposits are more widely distributed than senile plaques throughout the central nervous system. Neurosci Lett 1989; 103: 263-8

Bugiani O, Giaccone G, Verga L, Pollo B, Ghetti B, Frangione B, Tagliavini F. Alzheimer patients and Down patients: abnormal presynaptic terminals are related to cerebral preamyloid deposits. Neurosci Lett 1990; 119: 56-9.

Bunnel DE, Horvath SM. Effects of body heating during sleep interruption. Sleep 1985; 8: 274-282.

Burns A, Jacoby R, Levy R. Psychiatric phenomena in Alzheimer's disease. Br J Psychiat 1990; 157: 72-94.

Busciglio J, Yeh J, Yankner BA. ß-amyloid neurotoxicity in human cortical culture is not mediated by excitotoxins. J Neurochem 1993; 61: 1565-8.

Butcher LL, Woolf NJ. Neurotrophic agents may exacerbate the pathologic cascade of Alzheimer's disease. Neurobiol Aging 1989; 10: 557-70.

Buxbaum JD, Christensen JL, Ruefli AA, Greengard P, Loring JF. Expression of APP in brains of transgenic mice containing the entire human APP gene. Biochem Biophys Res Commun 199; 197: 639-45.
Cai XD, Golde TE, Younkin SG. Release of excess amyloid ß protein from a mutant ß protein precursor. Science 1993; 259: 514-6.
Campbell SS, Dawson D. Bright light treatment of sleep disturbance in older subjects. Sleep Res 1991; 20: 448.
Campbell SS, Satlin A, Volicer L, Ross V, Herz L. Management of behavioural and sleep disturbance in Alzheimer's patients using timed exposure to bright light. Sleep Res 1991; 20: 446.
Campbell IL, Abraham CR, Masliah E, Kemper P, Inglis JD, Oldstone MBA, Mucke L. Neurologic disease induced in transgenic mice by cerebral overexpression of interleukin-6. Proc Natl Acad Sci USA 1993; 90: 10061-5.
Campi N, Todeschini GP, Scarzella L. Selegiline versus L-acetylcarnitine in the treatment of Alzheimer-type dementia. Clin Ther 1990; 12: 306-14.
Candy JM, Klinowski J, Perry RH, Perry EK, Fairbairn A, Oakley AE, Carpenter TA, Atack JR, Blessed G, Edwardson JA. Aluminosilicates and senile plaque formation in Alzheimer's disease. Lancet 1986; i: 354-7.
Candy JM, McArthur FK, Oakley AE, Taylor GA, Chen CPLH, Mountfort SA, Thompson JE, Chalker PR, Bishop HE, Beyreuther K, Perry G, Ward MK, Martyn CN, Edwardson JA.: Aluminium accumulation in relation to senile plaque and neurofibrillary tangle formation in the brains of patients with renal failure. J Neurol Sci 1992; 107: 210-8.
Cao GC, Cutler RG. High concentrations of antioxidants may not improve defense against oxidative stress. Arch Gerontol Geriat 1993; 17: 189-201.
Card JP, Meade RP, Davis LG. Immunocytochemical localization of the precursor protein for ß-amyloid in the rat central nervous system. Neuron 1988; 1: 835-46.
Carpenter G A, Grossberg S. Normal and amnesic learning, recognition and memory by a neural model of cortico-hippocampal interactions. TINS 1993; 16: 131-7.
Chafi AH, Hauw JJ, Rancurel G, Berry JP, Galle C. Absence of aluminium in Alzheimer's disease brain tissue: electron microprobe and ion microprobe studies. Neurosci Lett 1991; 123: 61-4.
Chalmers DT, Dewar D, Graham DI, Brooks DN, McCulloch J. Differential alterations of cortical glutamatergic binding sites in senile dementia. Proc Natl Acad Sci USA 1990; 87: 1352-6.
Chapman J, Alroy G, Weiss Z, Faigon M, Feldon J, Michaelson DM. Anti-neuronal antibodies similar to those found in Alzheimer's disease induce memory dysfunction in rats. Neuroscience 1991; 40: 297-305.
Chatterjee A, Strauss ME, Smyth KA, Whitehouse PJ. Personality changes in Alzheimer's disease. Arch Neurol 1992; 49: 486-91.
Chen, M Yankner, BA. An antibody to ß amyloid and the amyloid precursor protein inhibits cell-substratum adhesion in many mammalian cell types. Neurosci Lett 1991; 125: 223-6.
Christos GA. Is Alzheimer's disease related to a deficit or malfunction of rapid eye movement (REM) sleep. Med Hypotheses 1993; 41: 435-9.
Chui HC, Teng EL, Henderson VW.: Clinical subtypes of dementias of the Alzheimer-type. Neurology 1985; 35: 1544-50.
Citron M, Oltersdorf T, Haass C, McConlogue L, Hung AY, Seubert P, Vigo-Pelfrey C, Lieberburg I, Selkoe DJ. Mutation of the ß-amyloid precursor protein in familial Alzheimer's disease increases ß-protein production. Nature 1992; 360: 672-4.
Clemens JA, Stephenson DT. Implants containing ß-amyloid protein are not neurotoxic to young and old rat brain. Neurobiol Aging 1992; 13: 581-6.
Clinton J, Blackman SEA, Royston MC, Roberts GW. Differential synaptic loss in the cortex in Alzheimer's disease: a study using archival material. Neuroreport 1994; 5: 497-500.
Cohen D, Eisdorfer C, Gorelick P, Paveza G, Luchins DJ, Freels S, Ashford JW, Semla T, Levy P, Hirschmann R.: Psychopathology associated with Alzheimer`s disease and related disorders. J Gerontol 1993; 48: 225-60.

Connor JR, Diamond MC, Johnson RE. Occipital cortical morphology of the rat: alterations with age and environment. Exp Neurol 1980; 68: 158-70.
Connor JR, Diamond MC, Connor JA, Johnson RE. A Golgi study of dendritic morphology in the occipital cortex of socially reared aged rats. Exp Neurol 1981; 73: 525-33.
Connor JR, Beban SE, Melone JH, Yuen A, Diamond MC. A quantitative Golgi study in the occipital cortex of the pyramidal dendritic topology of old rats from social or isolated environments. Brain Res 1982; 251: 39-44.
Cotman CW, Pike CJ, Copani A. ß-Amyloid neurotoxicity: a discussion of in vitro findings. Neurobiol Aging 1992; 13: 587-90.
Cotran RS.: Cell injury and adaption. In: Basic Pathology. 4th ed. Robbins SL, Kumar V, eds. Philadelphia: WB Saunders 1987.
Crapper McLachlan DR, Dalton AJ, Kruck TPA, Bell MY, Smith WL, Kalow W, Andrews DF. Intramuscular desferrioxamine in patients with Alzheimer's disease. Lancet 1991; 337: 1304-8.
Cras P, Kawai M, Lowery D, Gonzales-DeWhitt P, Greenberg B, Perry G. Senile plaque neurites in Alzheimer's disease accumulate amyloid precursor protein. Proc Natl Acad Sci USA 1991; 88: 7552-6.
Croisile B, Trillet M, Fondarai J, Laurent B, Maugiere F, Billardon M. Long-term and high-dose piracetam treatment of Alzheimer's disease. Neurology 1993; 43: 301-5.
Crystal H, Dickson D, Fuld P, Masur D, Scott R, Mehler M, Masdeu J, Kawas C, Aronson M, Wolfson L. Clinico-pathologic studies in dementia: nondemented subjects with pathologically confirmed Alzheimer's disease. Neurology 1988; 38: 1682-7.
Crystal HA, Dickson DW, Sliwinski MJ, Lipton RB, Grober E, Marks-Nelson H, Antis P. Pathological markers associated with normal aging and dementia in the elderly. Ann Neurol 1993; 34: 566-73.
Cuenod CA, Denys A, Michot JL, Jehenson P, Forette F, Kaplan D, Syrota A, Boller F.: Amygdala atrophy in Alzheimer's disease. Arch Neurol 1993; 50: 941-5.
Davidson M, Stern RG, Bierer LM, Horvath TB, Zemishlani Z, Markofsky R, Mohs RC. Cholinergic strategies in the treatment of Alzheimer's disease. Acta Psychiatr Scand suppl 1991; 366: 47-51.
Davies P, Katzman R, Terry RD. Reduced somatostatin-like immunoreactivity in cerebral cortex from cases of Alzheimer senile dementia. Nature 1980; 288: 279-80.
Davies P. Letter to the Editor. Lancet 1991; 338: 325.
Davies P. Neuronal abnormalities, not Amyloid, are the cause of dementia in Alzheimer disease. In: Alzheimer Disease. Terry RD, Katzman R, Bick KL, eds. New York: Raven Press 1994: 327-34.
Davignon J, Gregg RE, Sing CF. Apolipoprotein E polymorphism and atherosclerosis. Arteriosclerosis 1988; 8: 1-21.
Davis KL, Haroutunian V. Strategies for the treatment of Alzheimer's disease. Neurology 1993; 43 (suppl): 52-5.
Davis KL, Thal LJ, Gamzu ER, Davis CS, Woolson R, Gracon SI, Drachman DA, Schneider LS, Whitehouse PJ, Hoover TM, Morris JC, Kawas CH, Knopman DS, Earl NL, Kumar V, Doody RS. A double-blind, placebo-controlled multicenter study of tacrine for Alzheimer's disease. N Engl J Med 199; 327: 1253-9.
DeKosky ST, Scheff SW. Synapse loss in frontal cortex biopsies in Alzheimers disease: correlation with cognitive severity. Ann Neurol 1990; 27: 457-64.
De Lacoste MC, White CL. The role of cortical connectivity in Alzheimer's disease pathogenesis: a review and a model system. Neurobiol Aging 1993; 14: 1-16.
Delaere P, Duyckaerts C, Masters C, Beyreuther K, Piette F, Hauw JJ. Large amounts of neocortical ßA4 deposits without neuritic plaques nor tangles in a psychometrically assessed, non-demented person. Neurosci Lett 1990; 116: 87-93.
Delaere P, He Y, Fayet G, Duyckaerts C, Hauw JJ. ßA4 deposits are constant in the brain of the oldest: an immunocytochemical study of 20 french centenarians. Neurobiol Aging 1992; 14: 191-4.

De Leon MJ, Golomb J, Convit A, De Santi S, McRae TD, George AE. Measurement of medial temporal lobe atrophy in diagnosis of Alzheimer's disease. Lancet 1993; 341: 125.
Delvaux A, Van der Elst L, Octave JN. Inhibition of trypsin by the ß-amyloid precursor protein. FEBS Lett 1992; 297: 124-6.
DeRijk RH, Boelen A, Tilders FJH, Berkenbosch F. Induction of plasma interleukin-6 by circulating adrenalin in the rat. Psychoneuroendocrinology 1994; 19: 155-63.
De Souza EB, Whitehouse PJ, Kuhar MJ, Proce DL, Vale WW. Reciprocal changes in corticotropin releasing factor (CRF)-like immunoreactivity and CRF receptors in cortex of Alzheimer's disease. Nature 1986; 319: 593-5.
Deutsch SI, Morihisa JM. Glutamatergic abnormalities in Alzheimer's disease and a rationale for clinical trials with L-Glutamate. Clin Neuropharmacol 1988; 11: 18-35.
Diagnostisches und statistisches Manual psychischer Störungen (DSM III R). Weinheim-Basel: Beltz 1989.
Diaz JF, Merskey H, Hachinski VC, Lee DH, Boniferro M, Wong CJ Mirsen, TR Fox, H. Improved recognition of leukoaraiosis and cognitive impairment in Alzheimer's disease. Arch Neurol 1991; 48: 1022-5.
Dickinson MJ, Singh I. Down's syndrome, dementia, and superoxide dismutase. Br J Psychiat 1993; 162: 811-7.
Dickson DW, Lee SL, Mattiace LA, Yen SH, Brosnan C. Microglia and cytokines in neurological disease, with special reference to AIDS and Alzheimer's disease. GLIA 1993; 7: 75-83.
Diedrich JF, Minnigan H, Carp RI, Whitaker JN, Race R, Frey II W, Haase AT. Neuropathological changes in scrapie and Alzheimer's disease are associated with increased expression of apolipoprotein E and cathepsin D in astrocytes. J Virol 1991; 65: 4759-68.
Diener HC, Dichgans J. Zerebrale Durchblutungsstörungen. In: Die Innere Medizin. 8. Aufl. Gross R, Schölmerich P, Gerok W, Hrsg. Stuttgart, New York: Schattauer, 1994: 1184-94.
Dierks T, Ihl R, Frölich L, Maurer K. Dementia of the Alzheimer-type: Effects on the spontaneous EEG described by dipole sources. Psychiatry Res (Neuroimaging) 1993; 50: 151-62.
Dietrich D. Demenzen nicht mehr länger unbehandelbar (Nach Vorträgen anläßlich eines Workshops "Demenz - eine Erkrankung des glutamatergen Systems" am 29.2.1992 in Potsdam). Fortschr Med 1992; 110: 76.
Dinarello CA, Cannon JG, Mancilla J, Bishai I, Lees J, Coceani F. Interleukin-6 as an endogeneous pyrogen: induction of prostaglandin E2 in brain but not in peripheral blood mononuclear cells. Brain Res 1991; 562: 199-206.
Divry P. De la nature de l'alteration fibrillaire d'Alzheimer. J Neurol Psychiat 1934; 34: 197.
Doty BA. The effects of cage environment upon avoidance responding of aged rats. J Gerontol 1972; 27: 358-60.
Doyere V, Redini- Del Negro C, Laroche S. Changes in synaptic function of an LTP form in associative learning and memory. Neurosci Res Commun 1993; 13 (suppl): 23-6.
Drachman DA, Swearer JM. Driving and Alzheimer's disease: the risk of crashes. Neurology 1993, 43: 2448-56.
Duara R, Grady C, Haxby J, Sundaram M, Cutler NR, Heston L, Moore A,Schlageter N, Larson S, Rapoport SI. Positron emission tomography in Alzheimer's disease. Neurology 1986; 36: 879-87.
Duara R, Lopez-Alberola RF, Barker WW, Loewenstein DA, Zatinsky M, Eisdorfer CE, Weinberg GB. A comparison of familial and sporadic Alzheimer's disease. Neurology 1993; 43: 1377-84.
Duguid JR, Bohmont CW, Liu N, Tourtelotte WW. Changes in brain gene expression shared by scrapie and Alzheimer's disease. Proc Natl Acad Sci USA 1989; 86: 7260-4.
Durso R, Fedio P, Brouwers P. Lysine vasopressin in Alzheimer's disease. Neurology 1982; 32: 674-7.
Dustman RE, Ruhling RO, Russel EW, Shearer DE, Bonekat HW, Shigeoka JW, Wood JS, Bradford DC. Aerobic exercise training and improved neuropsychological function of older individuals. Neurobiol Aging 1984; 5: 35-42.

Dustman RE, Emmerson RY, Ruhling RO, Shearer DE, Steinhaus LA, Johnson SC, Bonekat HW, Shigeoka JW. Age and fitness effects on EEG, ERP's, visual sensitivity, and cognition. Neurobiol Aging 1990; 11: 193-200.

Dustman RE, Emmerson RY, Shearer DE. Electrophysiology and aging, slowing, inhibition and aerobic fitness. In: Cognition and behaviour performance factors in atypical aging. Howe ML, Jones MJ, Brainerd CJ, eds. New York: Springer 1990: 103-49.

Duyckaerts C, Delaere P, Hauw JJ, Abbamondi-Pinto AL, Sorbi S, Allen I, Brion JP, Flament-Durand J, Duchen L, Kauss J, Schlote W, Lowe J, Probst A, Ravid R, Swaab DF, Renkawek K, Tomlinson B. Rating of the lesions in senile dementia of the Alzheimer type: concordance between laboratories. J Neurol Sci 1990; 97: 295-323.

Dyrks T, Weidemann A, Multhaup G, Salbaum JM, Lemaire HG, Kang J, Müller-Hill B, Masters CL, Beyreuther K. Identification, transmembrane orientation and biogenesis of the amyloid A4 precursor of Alzheimer's disease. EMBO J 1988; 7: 949-57.

Dyrks T, Dyrks E, Masters CL, Beyreuther K. Amyloidogenicity of rodent and human ßA4 sequences. FEBS Lett 1993; 324: 231-6.

Eagger SA, Levy R, Shakian BJ. Tacrine in Alzheimer's disease. Lancet 1991; 337: 989-92.

Eccles JC. Evolution of consciousness. Proc Natl Acad Sci USA 1992; 89: 7320-4.

Eccles J. Neurobiology of cognitive learning. Vortrag N 392 der Westfälischen Akademie der Wissenschaften. Opladen: Westdeutscher Verlag, 1992.

Edinger; JD, Lipper S, Wheeler B. Hospital ward policy and patient's sleep patterns: a multiple baseline study. Rehabilitation Psychol 1989; 34: 43-50.

Eidelberg D, Sotrel A, Joachim C, Selkoe D, Forman A, Pendlebury WW, Perl DP. Adult onset Hallervorden-Spatz disease with neurofibrillary pathology. Brain 1987; 110: 993-1013.

Eikelenboom P, Hack CE, Rozemuller JM. Complement activation in amyloid plaques in Alzheimer's dementia. Virchows Archiv (Cell Pathol) 1980; 56. 259-62.

Eikelenboom P, Stam FC. Immunoglobulins and complement factors in senile plaques. Acta Neuropathol 1982; 57: 239-42.

Emre M, Geula C, Ransil BJ, Mesulam MM. The acute neurotoxicity and effects upon cholinergic axons of intracerebrally injected ß-amyloid in the rat brain. Neurobiol Aging 1992; 13: 553-99.

Ermini-Fünfschilling D, Klitzing W von, Hendrikson C, Meier D, Stähelin HB. Mental training for patients with beginning senile dementia: effects on verbal fluency. INS Meeting Madeira 1993.

Ershler WB, Sun WH, Binkley N, Gravenstein S, Volk MJ, Kamoske G, Klopp RG, Roecker EB, Daynes RA, Weindruch R. Interleukin-6 and aging: blood levels and mononuclear cell production increase with advancing age and in vitro production is modifiable by dietary restriction. Lymphokine Cytokine Res 1993; 12: 225-30.

Ershler WB. Interleukin-6: a cytokine for gerontologists. J Am Geriatr Soc 1993; 41: 176-81.

Esch FS, Keim PS, Beattie EC, Blacher RW, Culwell AR, Oltersdorf T, McClure D, Ward PJ. Cleavage of amyloid ß peptide during constitutive processing of its precursor. Science 1990; 248: 1122-4.

Esiri MM, Pearson RCA, Steele JE, Bowen DM, Powell TPS. A quantitative study of neurofibrillary tangles and the choline acetyltransferase activity in the cerebral cortex and the amygdala in Alzheimer's disease. J Neurol Neurosurg Psychiatry 1990; 53: 161-5.

Esterbauer H, Gey FK, Fuchs J, Clemens MR, Sies H. Antooxidative Vitamine und degenerative Erkrankungen. Deutsches Ärzteblatt 1990; 87 (Heft 47): A3735-41.

Eto M, Waranabe K, Makino I. Increased frequencies of apolipoprotein E2 and E4 alleles in patients with ischemic heart disease. Clin Genet 1989; 36: 183-8.

Fahrenberg J, Hampel R, Selg H. Das Freiburger Persönlichkeitsinventar (FPI). Göttingen: Hogrefe 1984.

Farlow M, Gracon SI, Hershey LA, Lewis KW, Sadowsky CH, Dolan-Ureno J. A controlled trial of Tacrine in Alzheimer's disease. JAMA 1992; 268: 2523-9.

Farrer LA, Stice L. Susceptibility genes for familial Alzheimer's disease on chromosomes 19 and 21: a reality check. Genetic Epidemiol 1993; 10: 425-30.

Fazeli MS. Synaptic plasticity. on the trail of the retrograd messenger. TINS 1992; 15: 115-7.

Ferrier IN, Leake A. Peptides in the neocortex in Alzheimer's disease and ageing. Psychoneuroendocrinology 1990; 15: 89-95.
Finali, G Piccirilli, M Oliani, C Piccinin, GL. L-Deprenyl therapy improves verbal memory in amnesic Alzheimer patients. Clin Neuropharmacol 1991; 14: 523-36.
Fischer O. Miliare Nekrosen mit drusigen Wucherungen der Neurofibrillen, eine regelmäßige Veränderung der Hirnrinde bei seniler Demenz. Monatsschr f Psychiatr u Neurol 1907; 23: 361-72.
Fischer O. Die presbyophrene Demenz, deren anatomische Grundlage und klinische Abgrenzung. Zeitschr f d ges Neurol Psychiat 1910; 3: 371-471.
Fischer P, Lassmann H, Jellinger K, Simanyi M, Bancer C, Travniczek-Marterer A, Gatterer G, Danielczyk W. Die Demenz vom Alzheimer-Typ. Wien Med Wochenschr 1991; 20: 455-62.
Fischer P, Lassmann H. Neuropathologische und biochemische Grundlagen des Morbus Alzheimer. TW Neurol Psychiat 1991; 5: 516-30.
Fischer P, Danielczyk W, Jellinger K, Lassmann H, Simanyi M, Gatterer G, Marterer A, Seitelberger F. Die Differentialdiagnose der Demenzerkrankungen. Nervenarzt 1991; 62: 408-14.
Flohr H. Brain process and phenomenal consciousness. Theory and Psychology 1991; 1: 245-62.
Flohr H. Qualia and brain processes. In: Emergence or reduction? Beckermann A, Flohr H, Kim J, eds. Berlin: de Gruyter 1992.
Folstein M, Folstein S, McHugh PR. Mini-mental state: a practical method for grading the cognitive state of patients for the clinician. J Psychiat Res 1975; 12: 189-98.
Förstl H, Burns A, Levy R, Cairns N, Luthert P, Lantos P. Neurologic signs in Alzheimer's disease. Arch Neurol 1992; 49: 1038-42.
Förstl H, Burns A, Cairns N. Neuropathological basis for drawing disability (constructional apraxia) in Alzheimer's disease. Psychol Med 1993; 23: 623-9.
Food and Drug Administration USA. An interim report from the FDA. N Engl J Med 1991; 324: 439-52.
Franssen EH, Reisberg B, Kluger A, Sinaiko E, Boja C. Cognition-independent neurologic symptoms in normal ageing and probable Alzheimer's disease. Arch Neurol 1991; 48: 148-54.
Franssen EH, Kluger A, Torossian CL, Reisberg B. The neurologic syndrome of severe Alzheimer's disease. Arch Neurol 1993; 50: 1029-39.
Fraser PE, Nguyen JT, McLachlan DR, Abraham CR, Kirschner DA. Alpha1-Antichymotrypsin binding to Alzheimer Aß peptide is sequence specific and induces fibril disaggregation in vitro. J Neurochem 1993; 61: 298-305.
Frautschy SA, Cole GM, Baird A. Phagocytosis and deposition of vascular ß-amyloid in rat brains injected with Alzheimer ß-amyloid. Am J Pathol 1992; 140: 1389-99.
Frederickson RCA. Astroglia in Alzheimer's disease. Neurobiol Aging 1992; 13: 239-53.
Frei K, Malipiero UV, Leist TP, Zinkernagel RM, Schwab ME, Fontana A. On the cellular source and function of interleukin-6 produced in the central nervous system. Eur J Immunol 1989; 19: 689-94.
Friedland RP, May C, Dahlberg J. The viral hypothesis of Alzheimer's disease. Arch Neurol 1990; 47: 177-8.
Friedland RP, Budinger TF, Ganz E, Yano Y, Mathis CA, Koss E, Ober BA, Heusman RH, Derenzo AE. Regional cerebral metabolic alterations in dementia of the Alzheimer type: positron emission tomography with 18-Fluorodeoxyglucose. J Comp Assist Tomogr 1983; 7: 590-8.
Friedland RP, Brun A, Budinger TF. Pathological and positron emission tomographic correlations in Alzheimer's disease. Lancet January 1985; 26: 228.
Friedland RP, May C, Dahlberg J. The viral hypothesis of Alzheimer's disease. Arch Neurol 1990; 47: 177-8.
Friedland RP. Alzheimer's disease: clinical features and differential diagnosis. Neurology 1993; 43 (suppl): 45-51.
Friedman L, Bliwise DL, Yesavage JA, Salom SR. A preliminary study comparing sleep restriction and relaxation treatments for insomnia in older subjects. J Gerontol 1991; 46: 1-8.

Friedman M, Rosenman RH. Association of specific overt behaviour pattern with blood and cardiovascular findings. JAMA 1959; 168: 1286-96.
Fuji K, Hiramatsu M, Kameyama T, Nabeshima T. Effects of repeated administration of propentofylline on memory impairment produced by basal forebrain lesion in rats. Eur J Pharmacol 1993; 236: 411-7.
Gaddy JR, Rollag MD, Ruberg FL, Brainard GC. Light-induced melatonin suppression and pupil size. Sleep Res 1993; 22: 406.
Galasko D, Kwo-on-Yuen PF, Klauber MR, Thal LJ. Neurological findings in Alzheimer's disease and normal aging. Arch Neurol 1990; 47: 625-7.
Games D, Khan KM, Soriano FG, Keim PS, Davis DL, Bryant K, Lieberburg I. Lack of Alzheimer pathology after ß-amyloid protein injections in rat brain. Neurobiol Aging 1992; 13: 569-76.
Gauthier S, Bouchard R, Lamontagne A, Mailey P, Bergman H, Ratner J, Tesfaye Y, Saint-Martin M, Bacher Y, Carrier L, Charbonneau R, Clarfield AM, Collier B, Dastoor D, Gauthier L, Germain M, Kissel C, Krieger M, Kushnir S, Masson H, Morin J, Nair V, Neirinck L, Suissa S. Tetrahydroaminoacridine-lecithin combination treatment in patients with intermediate-stage Alzheimer's disease. N Engl J Med 1990; 322: 1272-6.
Gellerstedt N. Zur Kenntnis der Hirnveränderungen bei der normalen Altersinvolution. Upsala Läkareforen Förhandl 1932/33; 38: 193-409.
Gentleman SM, Nash MJ, Sweeting CJ, Graham DI, Roberts GW. ß-amyloid precursor protein (ßAPP) as a marker for axonal injury after head injury. Neurosci Lett 1993; 160: 139-44.
George AE, de Leon MJ, Stylopoulos LA. CT diagnostic features of Alzheimer disease importance of the choroidal/hippocampal fissure complex. AJNR 1990; 11: 101-7.
Gertz HJ, Cervos-Navarro J, Ewald V. The septo-hippocampal pathway in patients suffering from senile dementia of Alzheimer's type. Evidence for neuronal plasticity? Neurosci Lett 1987; 76: 228-32.
Gertz HJ, Schoknecht G, Krüger H, Cervos-Navarro J. Stability of cell size and nucleolar size in tangle-bearing neurons of the hippocampus in Alzheimer's disease. Brain Res 1989; 487: 373-5.
Gertz HJ, Krüger H, Patt S, Cervos-Navarro J. Tangle-bearing neurons show more extensive dendritic trees than tangle-free neurons on area CA1 of the hippocampus in Alzheimer's disease. Brain Res 1991; 548: 260-6.
Geschwind N. Disconnection syndromes in animals and man. Brain 1965; 88: 237-94.
Gilleard CJ, Kellett JM, Coles JA, Millard PM, Honavar M, Lantos PL. The St. George's dementia bed investigation study: cardiovascular, neurological and neuropsychological correlates. Acta Psychiatr Scand 1993; 87: 273-8.
Giometto B, Argentiere V, Sanson F, Ongaro G, Tavolato B. Acute-phase proteins in Alzheimer's disease. Eur Neurol 1988; 28: 30-3.
Giralt M, Gasull T, Hernandez J, Garcia A, Hidalgo J. Effect of stress, adrenalectomy and changes in glutathione metabolism on rat kidney metallothionein content: comparison with liver metallothionein. BioMetals 1993; 6: 171-8.
Glenner GG, Wong CW. Alzheimer's disease: Initial report of the purification and characterization of a novel cerebrovascular amyloid protein. Biochem Biophys Res Commun 1984; 120: 885-90.
Goate A, Chartier-Harlin MC, Mullan M, Brown J, Crawford F, Fidani L, Giuffra L, Haynes A, Irving N, James, L Mant, R Newton, P Rooke, K Roques, P Talbot, C Pericak-Vance, M Roses, A Williamson, R Rossor, M Owen, M Hardy, J. Segregation of a missense mutation in the amyloid precursor protein gene with familial Alzheimer's disease. Nature 1991; 349: 704-6.
Godfroid E, Octave IN. Glycosilation of the amyloid peptide precursor containing the Kunitz protease inhibitor domain improves the inhibition of trypsin. Biochem Biophys Res Commun 1990; 171: 1015-21.
Goedert M, Fine A, Hunt SP, Ullrich A. Nerve growth factor mRNA in peripheral and central rat tissues and in the human central nervous system: lesion effects in the rat brain and levels in Alzheimer's disease. Brain Res 1986; 387: 85-92.

Goedert M, Fine A, Dawburn D, Wilcock GK, Chao MV. Nerve growth factor receptor mRNA distribution in human brain: normal levels in basal forebrain in Alzheimer's disease. Mol Brain Res 1989; 5: 1-7.
Golde TE, Estus S, Usiak M, Younkin LH, Younkin SG. Expression of ß amyloid protein precursor mRNAs: recognition of a novel alternatively spliced form and quantitation in Alzheimer's disease using PCR. Neuron 1990; 4: 253-67.
Golomb J, De Leon MJ, Kluger A, George AE, Tarshish C, Ferris SH. Hippocampal atrophy in normal aging. Arch Neurol 1993; 50: 967-73.
Good PF, Perl DP, Bierer LM, Schmeidler J. Selective accumulation of aluminum and iron in the neurofibrillary tangles of Alzheimer's disease: a laser microprobe (LAMMA) study. Ann Neurol 1992; 31: 286-92.
Gonatas NK, Anderson W, Evangelista I. The contribution of altered synapses in the senile plaque: an electron microscopic study in Alzheimer's dementia. Neuropathol exp Neurol 1967; 26: 25-39.
Görtelmeyer R, Erbler H nach einem Bericht in: Fortschr Med 1993; 111: 57-8.
Gottlieb GL, Kumar A. Conventional pharmacologic treatment for patients with Alzheimer's disease. Neurology 1993; 43 (suppl): 56-63.
Graves AB, White E, Koepsell TD. A case-control study of Alzheimer's disease. Ann Neurol 1990; 28: 766-74.
Greenamyre JT, Young AB. Excitatory amino acids and Alzheimer's disease. Neurobiol Aging 1989; 10: 593-602.
Greifenhagen A, Kurz A, Zimmer R, Haupt M, Pollmann S. Cognitive training in Alzheimers disease: a step towards more competence in everyday life. Sixth Congress of the International Psychogeriatric Association (IPA) Berlin September 5-10 1993.
Griffin WST, Stanley LC, Ling C, White L, MacLeod V, Perrot LJ, White CL, Araoz C. Brain interleukin 1 and S100 immunoreactivity are elevated in Down syndrome and Alzheimer disease. Proc natl Acad Sci USA 1989; 86: 7611-5.
Grossman RM, Krueger J, Yourish D, Granelli-Piperno A, Murphy DP, May LT, Kupper TS, Sehgal PB, Gottlieb AB.: Interleukin-6 is expressed in high levels in psoriatic skin and stimulates proliferation of cultured human keratinocytes. Proc natl Acad Sci USA 1989; 86: 6367-71.
Grundke-Iqbal I, Iqbal K, Tung YC, Quinlan M, Wisniewski HM, Binder LI. Abnormal phosphorylation of microtubule-associated protein tau in Alzheimer cytoskeletal pathology. Proc Natl Acad Sci USA 1986; 83: 4913-7.
Guiroy DC, Yanagihara R, Gajdusek DC. Localization of amyloidogenic proteins and sulfated glycosaminglycans in nontransmissible cerebral amyloidoses. Acta Neuropathol 1991; 82: 87-92.
Günther W, Giunta R, Klages U, Haag C, Steinberg R, Satzger W, Jonitz L, Engel R. Findings of electroencephalographic brain mapping in mild to moderate dementia of the Alzheimer-type during resting, motor, and music-perception conditions. Psychiatry Res (Neuroimaging) 1993; 50: 163-76.
Gustke N, Steiner B, Mandelkow EM, Biernat J, Meyer HE, Goedert M, Mandelkow E. The Alzheimer-like phosphorylation of tau protein reduces microtubule binding and involves Ser-Pro and Thr-Pro motifs. FEBS Lett1992; 307: 199-205.
Haass C, Schlossmacher MG, Hung AY, Vigo-Pelfrey C, Mellon A, Ostaszewski BL, Lieberburg I, Koo EH, Schenk D, Teplow DB, Selkoe DJ. Amyloid ß-peptide is produced by cultured cells during normal metabolism. Nature 1992; 359: 322-7.
Haass C, Selkoe DJ. Cellular processing of ß-amyloid precursor protein and the genesis of amyloid ß-peptide. Cell 1993; 75: 1039-42.
Hachinski VC, Illif LD, Zilkha E, du Boulay GH, McAllister VL, Marhall R, Ross-Russell RW, Symon L. Cerebral blood flow in dementia. Arch Neurol 1975; 32: 632-7.
Hager K, Machein U, Krieger S, Seefried G, Bauer J. Plasma concentrations of interleukin-6 and selected plasma proteins in healthy persons of different ages. Neurobiol Aging 1994; in press.

Hagnell O, Franck A, Gräsbeck A, Öhman R, Otterbeck L, Rorsman B. Senile dementia of the Alzheimer type in the Lundby study. Eur Arch Psychiatry Neurol Sci 1992; 241: 231-5.
Hajimohammadreza I, Brammer M. Brain membrane fluidity and lipid peroxidation in Alzheimer's disease. Neurosci Lett 1990; 112: 333-7.
Halliday G, Flowers D, Baum L. Analysis of staining methods for different cortical plaques in Alzheimer's disease. Acta Neuropathol 1994; 87: 174-88.
Hamilton DP (ed). Alzheimer's assault. Science 1992; 28: 1059.
Hamilton M. A rating scale for depression. J Neurol Neurosurg Psychiatry 1960; 23: 56-62.
Hardy B, Lenisa S. Selegiline (L-deprenyl) for Alzheimer's dementia. On Continuing Practice 1992; 19: 5-10.
Harrison PJ, Barton AJL, Procter AW, Bowen DM, Pearson RCA. The effects of Alzheimer's disease, other dementias, and postmortem course on ß-amyloid precursor protein messenger RNA in frontal cortex. J Neurochem 1994; 62: 635-44.
Haupt M, Kurz A, Romero B, Zimmer R. Symptomprogression bei Alzheimerscher Krankheit: Gibt es einen Zusammenhang mit dem Manifestationsalter oder der familiären Belastung? Zeitschr f Gerontopsychol Gerontopsychiatrie 1991; 4: 91-8.
Haupt M, Kurz A, Pollmann S, Romero B. Psychopathologische Störungen bei beginnender Alzheimerscher Krankheit. Fortschr Neurol Psychiatr 1992; 60: 3-7.
Haupt M, Kurz A, Pollmann S, Romero B. Alzheimer's disease: identical phenotype of familial and non-familial cases. J Neurol 1992; 239: 248-50.
Haupt M, Pollmann S, Kurz A. Symptom progression in Alzheimer's disease: relation to onset age and familial aggregation. Acta Psychiatr Scand 1993; 88: 349-53.
Hauser WA, Morris ML, Heston LL, Anderson VE. Seizures and myoclonus in patients with Alzheimer's disease. Neurology 1986; 36: 1226-30.
Haxby JV, Duara R, Grady CL, Cutler NR, Rapoport SI. Relations between neuropsychological and cerebral metabolic asymmetries in early Alzheimer's disease. J Cereb Blood Flow Metab 1985; 5: 193-200.
Haxby JV, Grady CL, Koss E, Horwitz B, Schapiro M, Friedland RP, Rapoport SI. Heterogeneous anterior-posterior metabolic patterns in dementia of the Alzheimer-type. Neurology 1988; 38: 1853-63.
Haxby JV, Grady CL, Koss E, Horwitz B, Heston L, Schapiro M, Friedland RP, Rapoport SI. Longitudinal study of cerebral metabolic asymmetries and associated neuropsychological patterns in early dementia of the Alzheimer type. Arch Neurol 1990; 47: 753-60.
Haxby JV, Raffaele K, Gilette J, Schapiro MB, Rapoport SI. Individual trajectories of cognitive decline in patients with dementia of the Alzheimer type. J Clin Exp Neuropsychol 1992; 14: 575-92.
He Y, Duyckaerts C, Delaere P, Piette F, Hauw JJ. Alzheimer's lesions labelled with anti-ubiquitin antibodies: comparison with other staining techniques. A study of 15 cases with graded intellectual status in ageing and Alzheimer's disease. Neuropathol Appl Neurobiol 1993; 19: 364-71.
He Y, Delaere P, Duyckaerts C, Wasowicz M, Piette F, Hauw JJ. Two distinct ubiquitin immunoreactive senile plaques in Alzheimer's disease: relationship with the intellectual status in 29 cases. Acta Neuropathol 1993; 86: 109-16.
Hebb DO. The organization of behaviour. New York: Wiley 1949.
Hefti F, Weiner WJ. Nerve growth factor and Alzheimer's disease. Ann Neurol 1986; 20: 175-81.
Hefti F, Hartikka J, Knusel B. Function of neurotrophic factors in the adult and aging brain and their possible use in the treatment of neurodegenerative diseases. Neurobiol Aging 1989;10: 515-33.
Heikkila RE, Mansino L, Cabbat FS, Duvoisin RC. Protection against the dopaminergic neurotoxicity of 1-methyl-4-phenyl-1,2,5,6-tetrahydropyridine by monoamine oxidase inhibitors. Nature 1984; 311: 467-9.
Heine H. Lehrbuch der biologischen Medizin. Stuttgart: Hippokrates 1991: 86-92 und 139-48.

Heinonen EH, Savijäri M, Kotila M, Hajba A, Scheinin M. Effects of monoamine oxidase inhibition by selegiline on concentrations of noradrenalin and monoamine metabolites in CSF of patients with Alzheimer's disease. J Neural Transm 1993; 5: 193-202.
Henderson VW, Paganini-Hill A, Emanuel CK, Dunn ME, Buckwalter JG. Estrogen replacement therapy in older women: comparisons between Alzheimer's Disease cases and nondemented control subjects. Arch Neurol 1994 (in press).
Henderson VW, Paganini-Hill A. Oestrogens and Alzheimers's disease. In: Annual Progress in Reproductive Medicine, Vol. 2. Asch R, Studd J, eds. Lancaster UK: Parthenon Publishing 1994 (in press).
Henriksson T, Barbour RM, Braa S, Ward P, Fritz LC, Johnson-Wood K, Chung HD, Burke W, Reinikainen KJ, Riekkinen P, Schenk DB. Analysis and quantitation of the ß-amyloid precursor protein in the cerebrospinal fluid of Alzheimer's disease patients with a monoclonal antibody-based immunoassay. J Neurochem 1991; 56: 1037-42.
Hermann WM. KFM-Studie. Publikation in Vorbereitung.
Herrschaft H. Nicergolin. In: Neuro-Psychopharmaka, Band V. Riederer P, Laux G, Pöldinger W, eds. Wien: Springer 1992.
Heuser I, Heuser-Link M, Gotthardt U, Grasser A, Holsboer F. Behavioural effects of a synthetic corticotropin 4-9 analog in patients with depression and patients with Alzheimer's disease. J Clin Psychopharmacol 1993; 13: 171-4.
Hidalgo J, Borras M, Garvey JS, Armario A. Liver, brain, and heart metallothionein induction by stress. J Neurochem 1990; 55: 651-4.
Hinds TR, Kukull WA, Van Belle G, Schellenberg GD, Villacres EC, Larson EB. Relationship between serum a1-Antichymotrypsin and Alzheimer's disease. Neurobiol Aging 1994; 15: 21-7.
Hirano T, Matsuda T, Turner M, Miyasaka N, Buchan G, Tang B, Sato K, Shimizu M, Maini R, Feldman M, Kishimoto T. Excessive production of interleukin-6/B cell stimulatory factor-2 in rheumatoid arthritis Eur J Immunol 1988; 18: 1797-901.
Hoelscher TJ, Edinger JD. Treatment of sleep-maintenance insomnia in older subjects: sleep period reduction, sleep education, and modified stimulus control. Psychol Aging 1988; 3: 258-63.
Hof PR, Bouras C. Object recognition deficit in Alzheimer's disease: possible disconnection of the occipito-temporal component of the visual system. Neurosci Lett 1991; 122: 53-6.
Hof PR, Archin N, Osmand AP, Dougherty JH, Wells C, Bouras C, Morrison JH. Posterior cortical atrophy in Alzheimer's disease: analysis of a new case and re-evaluation of a historical report. Acta Neuropathol 1993; 86: 215-23.
Hof PR, Bouras C, Perl DP, Morrison JH. Quantitative neuropathologic analysis of Pick's disease cases: cortical distribution of Pick bodies and coexistence with Alzheimer's disease. Acta Neuropathol 1994; 87: 115-24.
Hollemann DR, Goldstone JR. Letter to the Editor. Lancet 1991; 338: 325.
Hollmann W. Vortrag auf der Klausenbacher Gesprächsrunde in Offenburg. EB Moosmann in: Fortschr Med 1992; 11: 53-4.
Honer WG, Dickson DW, Gleeson J, Davies P. Regional synaptic plasticity in Alzheimer's disease. Neurobiol Aging 1992; 13: 375-82.
Horii Y, Maraguchi A, Iwano M, Matsuda T, Hirayama T, Yamada H, Fujii Y, Dohi K, Ishikawa H, Ohmoto Y, Yoshizaki K, Hirano T, Kishimoto T. Involvement of IL-6 in mesangial proliferative glomerulonephritis. J Immunol 1989; 143: 3949-55.
Horne JA, Staff LHE. Exercise and sleep: body heating effects. Sleep 1983; 6: 36-46.
Horne JA, Reid AJ. Night-time sleep EEG changes following body heating in a warm bath. Electroencephalogr Clin Neurophysiol 1985; 60: 154-7.
Horne JA, Shackell BS. Slow wave sleep elevations after body heating: proximity to sleep and effects of aspirin. Sleep 1987; 10: 383-92.
Horner CH. Plasticity of the dendritic spine. Progr Neurobiol 1993; 41: 281-321.
Houx PJ, Vreeling FW, Jolles J. Age-associated cognitive decline is related to biological life events. In: Alzheimer's disease: Basic mechanisms, diagnostics and therapeutic strategies. Iqbal K, McLachlan DRC, Winblad B, Wisniewski HM, eds. New York: Wiley 1991.

Husmann R, nach einem Bericht von Dietrich D. Demenzen nicht länger unbehandelbar. Fortschr Med 1992; 110: 76.
Hyman BT, Van Hoesen GW, Damasio AR. Memory-related neural systems in Alzheimer's disease. Neurology 1990; 40: 1721-30.
Ihl R, Frölich L. Die Reisberg Skalen mit Global Deterioration Scale (GDS). Weinheim: Beltz Test GmbH, 1991.
Ikeda K, Haga C, Kosaka K, Oyanagi S. Senile plaque-like structures: observation of a probably unknown type of senile plaque by periodic-acid methenamine silver (PAM) electron microscopy. Acta Neuropathol 1989; 78: 137-42.
Ikeda M, Tanabe H, Nakagawa Y, Kazui H, Oi H, Yamazaki H, Harada K, Nishimura T. MRI-based quantitative assessment of the hippocampal region in very mild to moderate Alzheimer's disease. Neuroradiology 1994; 36: 7-10.
Internationale Klassifikation psychischer Störungen ICD-10. Dilling H, Mombour W, Schmidt MH, Hrsg. Bern Göttingen Toronto: Huber 1991.
Ishii I. Distribution of Alzheimer's neurofibrillary changes in the brain stem and hypothalamus of senile dementia. Acta Neuropathol 1966; 6: 181-7.
Itagaki S, McGeer PL, Akiyama H, Zhu S, Selkoe D. Relationship of microglia and astrocytes to amyloid deposits of Alzheimer disease. J Neuroimmunol 1989; 24: 173-82.
Iverfeldt K, Walaas SI, Greengard P. Altered processing of Alzheimer amyloid precursor protein in response to neuronal degeneration. Proc Natl Acad Sci USA 1993; 90: 4146-50.
Jäkälä P, Sirviö J, Riekkinen P, Haapalinna A, Riekkinen P. Effects of atipamezole, an alpha2-adrenoceptor antagonist, on the performance of rats in a five-choice serial reaction time task. Pharmacol Biochem Behav 1992; 42: 903-7.
Jansen KLR, Faull RLM, Dragunow M, Synek BL. Alzheimer's disease: changes in hippocampal M-methyl-D-aspartate, quisquilate, neurotensin, adenosine, benzodiazepine, serotonin and opioid receptors - an autoradiographic study. Neuroscience 1990; 39: 613-27.
Jarrett JT, Berger EP, Lansbury PT. The carboxy terminus of the ß amyloid protein is critical for the seeding of amyloid formation: implications for the pathogenesis of Alzheimer's disease. Biochemistry 1993; 32: 4693-7.
Jellinger K, Lassmann H, Fischer P, Danielczyk W. Validation of diagnostic criteria for Alzheimer's disease. In: Alzheimer's disease. Iqbal K, McLachlan DRC, Wisniewski HM, eds. New York: Wiley 1991.
Jellinger K, Bancher C, Fischer P, Lassmann H. Quantitative histopathologic validation of senile dementia of the Alzheimer type. Eur J Gerontol 1992; 3: 146-56.
Jobst KA, Smith AD, Szatmari M, Molyneurx A, Esiri ME, King E, Smith A, Jaskowski A, McDonald B, Wald N. Detection in life of confirmed Alzheimer's disease using a simple measurement of medial temporal lobe atrophy by computed tomography. Lancet 1992; 340: 1179.
Johnson KA, Holman L, Rosen J, Nagel S, English RJ, Growdon JH. Iofetamine I 123 photon single emission computed tomography is accurate in the diagnosis of Alzheimer's disease. Arch Intern Med 1990; 150: 752-6.
Jorm AF, Van Duijn CM, Chandra V, Fratiglioni L, Graves A, Heyman A, Kokmen E, Kondo K, Mortimer JA, Rocca WA, Shalat SL, Soininen H, Hofman A. Psychiatric history and related exposures as risk factors for Alzheimer's disease. Intern J Epidem 1991; 20 (Suppl 2): 43-7.
Jossan SS, Gillberg PG, Gottfried CG, Karlsson I, Oreland L. Monoaminooxidase B in brains from patients with Alzheimer's disease. Neuroscience 1991; 45: 1-12.
Kabins D, Gershon S. Potential applications for monoamino oxidase B inhibitors. Dementia 1990; 1: 323-48.
Kalaria RN. The immunopathology of Alzheimer's disease and some related disorders. Brain Pathol 1993; 3: 333-47.

Kamino K, Orr HT, Payami H, Wijsman EM, Alosnso ME, Pulst SM, Anderson L, O'dahl S, Nemens E, White JA, Sadovnick AD, Ball MJ, Kaya J, Warren A, McInnis M, Antonarakis SE, Korenberg JR, Sharma V, Kukull W, Larson E, Heston LL, Martin GM, Bird TD, Schellenberg GD. Linkage and mutational analysis of familial Alzheimer disease kindreds for the APP gene region. Am J Hum Genet 1992; 51: 998-1014.

Kandel ER, Hawkins RD. Molekulare Grundlagen des Lernens. Spektrum der Wissenschaft 1992; 11: 66-76.

Kang J, Lemaire HG, Unterbeck A, Salbaum M, Master CL, Grzechik KH, Multhaup G, Beyreuther K, Müller-Hill B. The precursor of Alzheimer's disease amyloid A4 protein resembles a cell surface receptor. Nature 1987; 325: 733-6.

Kang J, Müller-Hill B. Differential splicing of Alzheimer's disease amyloid A4 precursor RNA in rat tissues: pre 695 mRNA is predominantly produced in rat and human brain. Biochem Biophys Res Commun 1990; 166: 1192-201.

Katzel LI, Fleg JL, Paidi M, Ragoobarsingh N, Goldberg AP. ApoE4 polymorphism increases the risk for exercise-induced silent myocardial ischemia in older men. Arterioscler Thromb 1993; 13: 1495-500.

Katzman R, Alzheimer's disease. N Engl J Med 1986; 314: 964-73.

Katzman R, Terry R, DeTeresa R, Brown T, Davies P, Fuld P, Renbing X, Peck A. Clinical, pathological, and neurochemical changes in dementia: a subgroup with preserved mental status and numerous neocortical plaques. Ann Neurol 1988; 23: 138-44.

Katzman R, Saitoh T. Advances in Alzheimer's disease. FASEB J 1991; 5: 278-86.

Kawabata S, Higgins GA, Gordon JW. Amyloid plaques, neurofibrillary tangles and neuronal loss in brains of transgenic mice overexpressing a C-terminal fragment of human amyloid precursor protein. Nature 1991; 354: 476-8.

Kawabata S, Higgins GA, Gordon JW. Retraction Amyloid plaques, neurofibrillary tangles and neuronal loss in brains of transgenic mice overexpressing a C-terminal fragment of human amyloid precursor protein. Nature 1992; 356: 265.

Kay DWK. Genetics, Alzheimer's disease and senile dementia. Br J Psychiatry 1989; 154: 311-20.

Kazee AM, Eskin TA, Lapham LW, Gabriel KR, McDaniel KD, Hamill RW. Clinicopathologic correlates in Alzheimer disease: assessment of clinical and pathologic diagnostic criteria. Alzheimer Dis Assoc Disord 1993; 7: 152-64.

Kendel K, Kabiri R, Schäffer S. Chronische Wismuth-Intoxikation mit Enzephalopathie und Demenz. Dtsch med Wochenschr 1993; 118: 221-4.

Kervinen K, Savolainen MJ, Salokannel J, Hynninen A, Heikkinen J, Ehnholm C, Koistinen MJ, Kesäniemi YA. Apolipoprotein E and B polymorphisms - longevity factors assessed in nonagenarians. Atherosclerosis 1994; 105: 89-96.

Kibbey MC, Jucker M, Weeks BS, Neve RL, Van Nostrand WE, Kleinman HK. ß-amyloid precursor protein binds to the neurite-outgrowth-promoting IKVAV site of laminin. Proc Natl Acad Sci USA 1993; 90: 10150-3.

Kidd M. Paired helical filaments in electron microscopy of Alzheimer's disease. Nature 1963; 197: 192-3.

Kido H, Fukutomi A, Schilling J, Wang Y, Cordell B, Katunuma N. Protease-specificity of Kunitz inhibitor domain of Alzheimer's disease amyloid protein precursor. Biochem Biophys Res Commun 1990; 167: 716-21.

Killiany RJ, Moss MB, Albert MS, Sandor T, Tieman J, Jolesz F. Temporal lobe regions on magnetic resonance imaging identify patients with early Alzheimer's disease. Arch Neurol 1993; 50: 949-54.

Kimelberg HK, Norenberg MD. Astrocyten und Hirnfunktion. Spektrum der Wissenschaft 1989; 6: 52-60.

Kiuchi A, Otsuka N, Namba Y, Nakano I, Tomonaga M. Presenile appearance of abundant Alzheimer's neurofibrillary tangles without senile plaques in the brain in myotonic dystrophy. Acta Neuropathol 1991; 82: 1-5.

Klier FG, Cole G, Stallcup W, Schubert D. Amyloid ß-protein precursor is associated with extracellular matrix. Brain Res 1990; 515: 336-42.

Knapp MJ, Knopman DS, Solomon PR, Pendlebury WW, Davis CS, Gracon SI. A 30-week randomized controlled trial of high-dose tacrine in patients with Alzheimer's disease. JAMA 1994; 271: 985-91.
Knoll J. The pharmacological basis of beneficial effects of (-)deprenyl (selegiline) in Parkinson's and Alzheimer's disease. J Neur Transm 1993; 40: 69-91.
Knusel B, Winslow JW, Rosenthal A, Burton LE, Seid DP, Nikolics K, Hefti F. Promotion of central cholinergic and dopaminergic neuron differentiation by brain-derived neurotrophic factor but not neurotrophin-3. Proc Natl Acad Sci USA 1991; 88: 961-5.
Koh J, Yang L, Cotman CW. ß-Amyloid protein increases the vulnerability of cultured cortical neurons to excitotoxic damage. Brain Res 1990; 533: 315-20.
Kohlmeyer K. Probleme der CT-Diagnostik des alternden Gehirns. Radiologe 1989; 29: 584-91.
Kokmen E, Beard CM, Chandra V, Offord KP, Schoenberg BS, Ballard DJ. Clinical risk factors for Alzheimer's disease. Neurology 1991; 41: 1393-7.
Kolata G. Genes and Alzheimer's. Doctors now think most cases may be inherited. Intern Herald Tribune 1991; 28.2.
Koliatsos VE, Applegate MD, Knüsel B, Junard EO, Burton LE, Mobley WC, Hefti FE, Price DL. Recombinant human nerve growth factor prevents retrograde degeneration of axotomized basal forebrain cholinergic neurons in the rat. Exp Neurol 1991; 112: 161-73.
König G, Salbaum JM, Wiestler O, Lang W, Schmitt HP, Masters CL, Beyreuther K. Alternative splicing of the ßA4 amyloid gene of Alzheimer's disease in cortex of control and Alzheimer's disease patients. Mol Brain Res 1991; 9: 259-62.
König G, Mönning U, Czech C, Prior R, Banati R, Schreiter-Gasser U, Bauer J, Masters CL, Beyreuther K. Identification and differential expression of a novel alternative splice isoform of the ßA4 amyloid precursor protein (APP) mRNA in leukocytes and brain microglial cells. J Biol Chem 1992; 267: 10804-9.
Koo EH, Sisodia SS, Cork LC, Unterbeck A, Baynay RM, Price DL. Differential expression of amyloid precursor protein mRNAs in cases of Alzheimer's disease and in aged nonhuman primates. Neuron 1990; 2: 97-104.
Koo EH, Abraham CA, Potter H, Cork LC, Price DL. Developmental expression of a1-Antichymotrypsin in brain may be related to astrogliosis. Neurobiol Aging 1991; 12: 495-501.
Kosik KS, Joachim CL, Selkoe D. Microtubule-associated protein tau is a major antigenic component of paired helical filaments in Alzheimers disease. Proc Natl Acad Sci USA 1986; 83: 4044-8.
Kowall NW, Beal MF. Glutamate, glutaminase-, and taurine-immunoreactive neurons develop neurofibrillary tangles in Alzheimer's disease. Ann Neurol 1991; 29: 162-7.
Kowall NW, Beal MF, Busciglio J, Duffy LK, Yankner BA. An in vivo model for the neurodegenerative effects of ß amyloid and protection by substance P. Proc natl Acad Sci USA 1991; 88: 7247-51.
Kowal RC, Herz J, Goldstein IL, Esser V, Brown MS. Low density lipoprotein receptor-related protein mediates uptake of cholesteryl esters derived from apolipoprotein E-enriched lipoproteins. Proc Natl Acad Sci USA 1989; 86: 5810-4.
Kraepelin E. Psychiatrie: Ein Lehrbuch für Studierende und Ärzte, Leipzig: Barth, 1910.
Krassner MB. Mechanisms of action of Hydergine in relation to organic brain disorders. Adv Ther 1984; 1: 172-89.
Kretzschmar A, Dahme E. Die spongioformen Enzephalopathien und die Prionhypothese. Deutsches Ärzteblatt 1990; 87 (Heft 38): B1981-6.
Krigman MR, Feldman RG, Bensch K. Alzheimer's presenile dementia. A histochemical and electron microscopic study. Lab Invest 1965; 14: 381-96.
Kristensen T, Moestrup SK, Gliemann J, Bendtsen L, Sand O, Sottrup-Jensen L. Evidence that the newly cloned low-density-lipoprotein related protein (LRP) is the alpha2-macroglobulin receptor. FEBS Lett 1990; 276: 151-5.
Kukull WA, Larson EB, Reifler BV, Lampe TH, Yerby MS, Hughes JP. The validity of 3 clinical diagnostic criteria for Alzheimer's disease. Neurology 1990; 40: 1364-9.

Kruse A. Psychologie des Alters. In: Psychiatrie der Gegenwart. Band 8 Alterspsychiatrie. Kisker KP, Lauter H, Meyer JE, Müller C, Strömgren E, Hrsg. Berlin Heidelberg: Springer 1989: 1-58.

Kumar A, Schapiro MB, Grady C, Haxby JV, Wagner E, Salerno JA, Friedland RP, Rapoport SI. High-resolution PET studies in Alzheimer's disease. Neuropsychopharmacology 1991; 4: 35-46.

Kurz A, Haupt M, Hofmeister EM, Pollmann S, Romero B, Ulm K, Zimmer R. Das Erscheinungsbild der Alzheimer-Krankheit im täglichen Leben. Nervenarzt 1991; 62: 277-82.

Kurz A, Greschniok P. Überlebenswahrscheinlichkeit bei Patienten mit Alzheimer-Demenz. Versicherungsmedizin 1994; 46: 59-62.

Kuskowski MA, Mortimer JA, Morley GK, Malone SM, Okaya AJ. Rate of cognitive decline in Alzheimer's disease is associated with EEG Alpha power. Biol Psychiatry 1993; 33: 659-62.

Kushner I. The acute phase response: from Hippocrates to cytokine biology. Eur Cytokine Netw 1991; 2: 75-80.

Landfield PW. The role of glucocorticoids in brain aging and Alzheimer's disease: an integrative physiological hypothesis. Exper Gerontol 1994; 29: 3-11.

Landsberg JP, McDonald B, Watt F. Absence of aluminium in neuritic plaque cores in Alzheimer's disease. Nature 1992; 360: 65-8.

Lassmann H, Weiler R, Fischer P, Bancher C, Jellinger K, Floor E, Danielczyk W, Seitelberger F, Winkler H. Synaptic plasticity in Alzheimer's disease: immunological data for markers of synaptic and large dense-core vesicles. Neuroscience 1992; 46: 1-8.

Leake A, Ferrier IN. Alterations in neuropeptides in aging and disease. Drugs Aging 1993; 3: 408-27.

LeDoux JE. Emotional memory systems in the brain. Behav Brain Res 1993; 58: 69-79.

LeMay LG, Vander AJ, Kluger MJ. The effects of psychological stress on plasma interleukin-6 activity in rats. Physiol Behav 1990; 47: 957-61.

Leuchter AF, Spar JE, Walter DO, Weiner H. Electroencephalographic spectra and coherence in the diagnosis of Alzheimer's type and multi-infarct dementia. Arch Gen Psychiatry 1987; 44: 993-8.

Leuchter AF, Newton TF, Cook IA, Walter DO, Rosenberg-Thompson S, Lachenbruch PA. Changes in brain functional connectivity in Alzheimer-type and multi-infarct dementia. Brain 1992; 115: 1543-61.

Lewis DA, Campbell MF, Terry RD, Morrison JH. Laminar and regional distribution of neurofibrillary tangles and neuritic plaques in Alzheimer's disease. J Neurosci 1987; 7: 1799-808.

Lippa CF, Hamos JE, Pulaski-Salo D, Degennaro LJ, Drachman DA. Alzheimer's disease and aging: Effects on perforant pathway perikarya and synapses. Neurobiol Aging 1992; 13: 405-11.

Liston EH. Occult presenile dementia. J Nerv Ment Dis 1977; 164: 263-7.

Liston EH. The clinical phenomenology of presenile dementia. J Nerv Ment Dis 1979; 167: 329-36.

Lopez OL, Becker JT, Rezek D, Wess J, Boller F, Reynolds CF, Panisset M. Neuropsychiatric correlates of cerebral white-matter radiolucencies in probable Alzheimer's disease. Arch Neurol 1992; 49: 828-34.

Lowe SL, Bowen DM, Francis PT, Neary D. Ante mortem cerebral amino acid concentrations indicate selective degeneration of glutamate-enriched neurons in Alzheimer's disease. Neuroscience 1990; 38: 571-7.

Luine V, Villegas M, Martinez C, McEwen BS. Repeated stress causes reversible impairments of spatial memory performance. Brain Res 1994; 639: 167-70.

Luse SA, Smith K. The ultrastructure of senile plaques. Am J Pathol 1964; 44: 553-63.

Lyson, K McCann, SM. Involvement of arachidonic acid cascade pathways in interleukin-6-stimulated corticotropin-releasing factor release in vitro. Neuroendocrinology 1992; 55: 708-13.

Mahida YR, Kurlac L, Gallagher A, Hawkey CJ. High circulating concentrations of interleukin-6 in active Crohn's disease but not ulcerative colitis. Gut 1991; 32: 1531-4.

Mahley RW. Apolipoprotein E: cholesterol transport protein with expanding role in cell biology. Science 1988; 240: 622-9.
Maimone D, Cioni C, Rosa S, Macchia G, Aloisi F, Annunziata P. Norepinephrine and vasoactive intestinal peptide induce IL-6 secretion by astrocytes: synergism with IL-1ß and TNF alpha. J Neuroimmunol 1993; 47: 73-82.
Malouf AT. Effect of beta amyloid peptides on neurons in hippocampal slice cultures. Neurobiol Aging 1992; 13: 543-51.
Malsburg C von der. How are nervous structures organized? In: Synergetics of the brain Basar E, Flohr H, Haken H, Mandell AJ, eds. Berlin: Springer 1983: 238-49.
Maltby N, Broe GA, Creasey H, Jorm AF, Christensen H. Efficacy of tacrine and lecithin in mild to moderate Alzheimer's disease: double blind trial. Br Med J 1994; 308: 879-83.
Mandybur TI, Chiurazzi CC. Astrocytes and the plaques of Alzheimer's disease. Neurology 1990; 40: 635-9.
Mangoni A, Grassi MP, Frattola L, Piolti R, Bassi S, Motta A, Marcone A, Smirne S. Effects of a MOA-B inhibitor in the treatment of Alzheimer's disease. Eur Neurol 1991; 31: 100-7.
Mantyh PW, Ghilardi JR, Rogers S, DeMaster E, Allen CJ, Stimson ER, Maggio JE. Aluminium, iron, and zinc ions promote aggregation of physiological concentrations of ß-amyloid peptide. J Neurochem 1993; 61: 1171-4.
Martin-Loeches M, Gil P, Rubia FJ. Two-Hz wide EEG bands in Alzheimer's disease. Biol Psychiatry 1993; 33: 153-9.
Martucci N, Conti L, Manna V, Palesse N, Prencipe M. Psychological and neuropsychological aspects in aging brain and in chronic cerebro-vascular diseases. Acta Neurol 1984; 6: 45-59.
Martyn CN, Osmond C, Edwardson JA, Barker DJP, Harris EC, Lacey RF. Geographical relation between Alzheimer's disease and aluminium in drinking water. Lancet 1989; 8: 59-62.
Masliah E, Terry RD, Alford M, DeTeresa R, Hansen LA. Cortical and subcortical patterns of synaptophysin-like immunoreactivity in Alzheimer's disease. Am J Pathol 1991; 138: 235-46.
Masliah E, Ellisman M, Carragher B, Mallory M, Young S, Hansen L, DeTeresa R, Terry RD. Three-dimensional analysis of the relationship between synaptic pathology and neuropil threads in Alzheimer disease. J Neuropathol ExpNeurol 1992; 51: 404-14.
Masliah E, Mallory M, Hansen L, DeTeresa R, Terry RD Quantitative synaptic alterations in the human neocortex during normal aging. Neurology 1993; 43: 192-7.
Masliah E, Terry R. The role of synaptic proteins in the pathogenesis of disorders of the central nervous system. Brain Pathol 1993; 3: 77-85.
Masliah E, Miller A, Terry RD The synaptic organization of the neocortex in Alzheimer's disease. Med Hypotheses 1993; 41: 334-40.
Masliah E, Honer WG, Mallory M, Voigt M, Kushner P, Hansen L, Terry R. Topographical distribution of synaptic-associated proteins in the neuritic plaques of Alzheimer's disease hippocampus. Acta Neuropathol 194; 87: 135-42.
Masters CL, Simms G, Weinman NA, Multhaup G, McDonald BL, Beyreuther K. Amyloid plaque core protein in Alzheimer disease and Down syndrome. Proc Natl Acad Sci USA 1985; 82: 4245-9.
Matsuyama S, Jarvik LF. Hypothesis: Microtubules, a key to Alzheimer's disease. Proc Natl Acad Sci USA 1989; 86: 8152-6.
Mattson MP. Antigenic changes similar to those seen in neurofibrillary tangles are elicited by glutamate and Ca influx in cultured hippocampal neurons. Neuron 1990; 2: 105-17.
Mattson MP, Tomaselli KJ, Rydel RE. Calcium-destabilizing and neurodegenerative effects of aggregated ß-amyloid peptide are attenuated by basic FGF. Brain Res 1993; 621: 35-49.
Mayeux R. Therapeutic strategies in Alzheimer's disease. Neurology 1990; 40: 175-80.
Mayeux R, Sano M, Chen J, Tetmichi T, Stern Y. Risk of dementia in first-degree relatives of patients with Alzheimer's disease and related disorders. Arch Neurol 1991; 48: 269-73.
McDonald RJ. Hydergine: a review of 26 clinical studies. Pharmakopsychiatr Neuropsychopharmakol 1979; 12: 407-22.
McGeer PL, Akiyama H, McGeer EG. Immune system response in Alzheimer's disease. Canad J Neurol Sci 1989; 16: 516-27.

McGeer PL, McGeer E, Rogers J, Sibley J. Anti-inflammatory drugs and Alzheimer's disease. Lancet 1990; 335: 1037.

McGeer PL, Rogers J. Anti-inflammatory agents as a therapeutic approach to Alzheimer's disease. Neurology 1992; 42: 447-9.

McGonigal G, Thomas B, McQuade C, Starr JM, MacLennan WJ, Whalley LJ. Epidemiology of Alzheimer's presenile dementia in Scotland 1974-88. Br Med J 1993; 306: 680-3.

McKee AC, Kosik KS, Kowall NW. Neuritic pathology and dementia in Alzheimer's disease. Ann Neurol 1991; 30: 156-65.

McKeith IG, Bartholomew PH, Irvine EM, Cook J, Adams R, Simpson AES. Single photon emission computerized tomography in elderly patients with Alzheimer's disease and multi-infarct dementia. Br J Psychiatry 1993; 163: 597-603.

McKhann G, Drachman D, Folstein M, Katzman R, Price D, Stadlan E. Clinical diagnosis of Alzheimer's disease: report of the NINCDS-ADRDA work group under the auspices of Department of Health and Human Services Task Force on Alzheimer's disease. Neurology 1984; 34: 939-44.

Meldrum B, Garthwaite J. Excitatory amino acid neurotoxicity and neurodegenerative disease. Trends in Pharmacol Sci (TiPS) 1990; 11: 379-87.

Mendez MF, Mendez MA, Martin R, Smyth KA, Whitehouse PJ. Complex visual disturbances in Alzheimer's disease. Neurology 1990; 40: 439-43.

Mentzos S. Neurotische Konfliktverarbeitung. München: Kindler, 1991.

Merzenich MM, Recanzone GH, Jenkins WM, Nudo RJ. How the brain functionally rewires itself. In: Natural and artificial parallel computation. Arbib M, Robinson JA, eds. Cambridge MA/USA: MIT Press 1990: 177-210.

Merzenich MM, Recanzone GH, Jenkins WM, Graiski KA. Adaptive mechanisms in cortical networks underlying cortical contributions to learning and nondeclarative memory. Cold Spring Harbour Symposia on Quantitative Biology 1990; 55: 873-87.

Mielke R, Herholz K, Grond M, Kessler J, Heiss WD. Clinical deterioration in probable Alzheimer's disease correlates with progressive metabolic impairment of association areas. Dementia 1994; 5: 36-41.

Miller CCJ, Brion JP, Calvert R, Chin TK, Eagles PAM, Downes MJ, Flament-Durand J, Haugh M, Kahn J, Probst A, Ulrich J, Anderton BH. Alzheimer's paired helical filaments share epitopes with neurofilament side arms. EMBO J 1986; 5: 269-76.

Miller IV, Norman WH. Learned helplessness in humans: a review and attribution-theory model. Psychol Bull 1979, 86: 93-118.

Miller TP, Fong K, Tinklenberg JR. An ACTH 4-9 analog and cognitive performance: high-dose efficacy and safety in dementia of the Alzheimer's type. Biol Psychiat 1993; 33: 307-9.

Milward EA, Papadopoulos R, Fuller SJ, Moir RD, Small D, Beyreuther K, Masters CL. The amyloid protein precursor of Alzheimer's disease is a mediator of the effects of nerve growth factor on neurite outgrowth. Neuron 1992; 9: 129-37.

Minami M., Kuraishi Y., Satoh M. Effects of kainic acid on messenger RNA levels of IL-1ß, IL-6, TNF alpha and LIF in the rat brain. Biochem Biophys Res Commun 1991; 176: 593-8.

Miyakawa T., Katsuragi S., Watanabe K., Shimoji A., Ikeuchi Y. Ultrastructural studies of amyloid fibrils and senile plaques in human brain. Acta Neuropathol 1986; 70: 202-8.

Miyazono M, Iwaki T, Kitamoto T, Kaneko Y, Doh-ura K, Tateishi J. A comparative immunohistochemical study of Kuru and senile plaques with a special reference to glial reactions at various stages of amyloid plaque formation. Am J Pathol 1991; 139: 589-98.

Moeh KE, Larsen LH, Prinz PN, Vitiello MV. Major unipolar depression and mild Alzheimer's disease: differentiation by quantitative tonic REM EEG. Electroencephalogr Clin Neurophysiol 1993; 86: 238-46.

Moestrup SK, Gliemann J, Pallesen G. Distribution of the alpha2-macroglobulin receptor/low density lipoprotein receptor-related protein in human tissues. Cell Tissue Res 1992; 269: 375-82.

Möller HJ, Maurer I, Saletu B. Placebo-controlled trial of the xanthine derivate propentofylline. Pharmacopsychiatry 1994; 27: 159-65.

Montaldi D, Brooks DN, McColl JH, Patterson J, Barron E, McCulloch J. Measurements of regional cerebral blood flow and cognitive performance in Alzheimer's disease J Neurol Neurosurg Psychiatry 1990; 53: 33-8.
Monteverde A, Gnemmi P, Rossi F, Monteverde A, Finali GC. Selegiline in the treatment of mild to moderate Alzheimer-type dementia. Clin Ther 1990; 12: 315-22.
Morens DM, Grandinetti A, Reed D, White LR. Smoking-associated protection from Alzheimer's and Parkinson's disease. Lancet 1994; 343: 356.
Morgan RF. Memory and the senile psychoses: a follow-up note. Psychol Rep 1967; 20: 733-4.
Morris JC, McKeel DW, Storandt M, Rubin EH, Proce JL, Grant EA, Ball MJ, Berg L. Very mild Alzheimer's disease: informant-based clinical, psychometric, and pathologic distinction from normal aging. Neurology 1991; 41: 469-78.
Morris JC, Edland S, Clark C, Galasko D, Koss E, Mohs R, Van Belle G, Fillenbaum G, Heyman A. The consortium to establish a registry for Alzheimer's disease (CERAD). Rates of cognitive change in the longitudinal assessment of probable Alzheimer's disease. Neurology 1993; 43: 2457-65.
Mouradian MM, Blin J, Giuffra M, Heuser IJE, Baronti F, Ownby J, Chase TN. Somatostatin replacement therapy for Alzheimer dementia. Ann Neurol 1991; 30: 610-3.
Moya KL, Benowitz LI, Schneider GE, Allinquant B. The amyloid precursor protein is developmentally regulated and correlated with synaptogenesis. Developm Biol 1994; 161: 597-603.
Mullan M, Houlden H, CrawfordF, Kennedy A, Rogues P, Rossor M. Age of onset in familial early onset Alzheimer's disease correlates with genetic aetiology. Am J Med Genet 1993; 48: 129-30.
Müller-Eberhard HJ. The killer molecule of complement. Invest Dermatol 1985; 85: 47.
Müller-Hill B, Beyreuther K. Molecular biology of Alzheimer's disease. Annu Rev Biochem 1989; 58: 287-307.
Murase K, Nabeshima T, Robitaille Y, Quirion R, Ogawa M, Hayashi K. NGF level is not decreased in the serum, brain-spinal fluid, hippocampus, or parietal cortex of individuals with Alzheimer's disease. Biochem Biophys Res Commun 1993; 193: 198-203.
Murphy DGM, De Carli CD, Daly E, Gilette JA, McIntosh AR, Haxby JV, Teichberg T, Schapiro MB, Rapoport SI, Horwitz B. Volumetric magnetic resonance imaging in men with dementia of the Alzheimer type: correlations with disease severity. Biol Psychiatry 1993; 34: 612-21.
Murphy DGM, Bottomley PA, Salerno JA, DeCarli C, Mentis MJ, Grady CL., Teichberg D, Giacometti KR, Rosenberg JM, Hardy CJ, Schapiro MB, Rapoport SI, Alger JR, Horwitz B. An in vivo study of phosphorus and glucose metabolism in Alzheimer's disease using magnetic resonance spectroscopy and PET. Arch Gen Psychiatry 1993; 50: 341-9.
Murphy M. The molecular pathogenesis of Alzheimer's disease: clinical prospects. Lancet 1992; 340: 1512-5.
Myhrer T. Animal models of Alzheimer's disease: glutamatergic denervation as an alternative approach to cholinergic denervation. Neurosci Biobehav Rev 1993; 17: 195-202.
Mytilineou C, Cohen G. Deprenyl protects dopamine neurons from the neurotoxic effect of 1-methyl-4-phenylpyridinium ion. J Neurochem 1985; 45: 1951-3.
Nakamura S, Kawamata T, Akiguchi I, Kameyama M, Nakamura N, Kimura H. Expression of monoaminooxidase B activity in astrocytes of senile plaques. Acta Neuropathol 1990; 80: 419-25.
Narindrasorasak S, Lowery D, Gonzales-DeWhitt P, Poorman RA, Greenberg B, Kisilevsky R. High affinity interactions between the Alzheimer's ß-amyloid precursor proteins and the basement membrane form of heparan sulfate proteoglycan. J Biol Chem 1991; 266: 12878-83.
Navarra P, Tsagarakis S, Faria MS, Rees LH, Besser GM, Grosman AB. Interleukin-1 and interleukin-6 stimulate the release of corticotropin-releasing hormone-41 from rat hypothalamus in vitro via the eicosanoid cyclooxygenase pathway. Endocrinology 1991; 128: 37-44.
Neve RL, Finch EA, Dawes LR. Expression of the Alzheimer amyloid precursor gene transcripts in the human brain. Neuron 1988; 1: 669-77.

Newens AJ, Forster DP, Kay DWK, Kirkup W, Bates D, Edwardson J. Clinically diagnosed presenile dementia of the Alzheimer-type in the northern health region: ascertainment, prevalence, incidence and survival. Psychol Med 1993; 23: 631-44.

Nichols NR, Day JR, Laping NJ, Johnson SA, Finch CE. GFAP mRNA increases with age in rat and human brain. Neurobiol Aging 1993; 14: 421-9.

Nicholson CD, Jukna JJ, Wilker R, Augersbach D. Effect of denbuphyllinein passive avoidance trials in gerbils, following transient forebrain ischemia in mice. Drug Dev Res 1988; 14: 349-52.

Nitsch RM, Slack BE, Wurtman R J, Growdon JH. Release of Alzheimer amyloid precursor derivates stimulated by activation of muscarinic acetylcholin receptors. Science 1992; 258: 304-7.

Nitsch RM, Farber SA, Growdon JH, Wurtman RJ. Release of amyloid ß-protein precursor derivates by electrical depolarization of rat hippocampus slices. Proc Natl Acad Sci USA 1993; 90: 5191-3.

Noguchi S., Murakami K, Yamada N. Apolipoprotein E genotype and Alzheimer's disease. Lancet 1993; 342: 373.

Nohl H. Involvement of the free radicals in ageing: a consequence or a cause of senescence. Br Med Bull 1993; 49: 653-67.

Nolan KA, Black RS, Sheu KFR, Langberg J, Blass JP. A trial of thiamine in Alzheimer's disease. Arch Neurol 1991; 48: 81-3.

Norris JG, Benveniste EN. Interleukin-6 production by astrocytes: induction by the neurotransmitter norepinephrine. J Neuroimmunol 1993; 45: 137-46.

Nöthen MM. Demenz vom Alzheimer-Typ. Deutsches Ärzteblatt 1994; 91: 443-4.

Nybäck H, Nyman H, Blomquist G, Sjögren I, Stone-Elander S. Brain metabolism in Alzheimer's dementia: studies of C-deoxyglucose accumulation, CSF monoamine metabolites and neuropsychological test performance in patients and healthy subjects. J Neurol Neurosurg Psychiatry 1991; 54: 672-8.

Oakley DP. Senile dementia - some aetiological factors. Br J Psychiatry 1965; 111: 414-9.

Ohgami T, Kitamoto T, Tateishi J. The rat central nervous system expresses Alzheimer's amyloid precursor protein APP 695, but not APP 677 (L-APP form). J Neurochem 1993; 61: 1553-6.

Okawa M, Mishima K, Hishikawa Y, Hozumi S, Hori H, Takahashi K. Circadian rhythm disorders in sleep-waking body temperature in elderly patients with dementia and their treatment. Sleep 1991; 14: 478-85.

Okawa M, Mishima K, Hishikawa Y, Hozumi S, Hori H. Sleep disorder in elderly patients with dementia and trials of new treatments- enforcement of social interaction and bright light therapy. In: Sleep-wakefullness. Kumar VM, Mallick HN, Nayar U, eds. New Delhi: Wiley Eastern 1993: 128-32.

Oltersdorf T, Fritz LC, Schenk DB, Lieberburg I, Johnson-Wood KL, Beattie EC, Ward PJ, Blacher RW, Dovey HF, Sinha S. The secreted form of the Alzheimer's amyloid precursor protein with the Kunitz domain is protease nexin-II. Nature 1989; 341: 144-7.

Oswald WD. SIMA manuscripts presented during the Sixth Congress of the International Psychogeriatric Association (IPA) Berlin Germany September 5-10 1993.

Oyama F, Shimada H, Oyama R, Titani K, Ihara Y. Differential expression of ß amyloid protein precursor and tau mRNA in the aged human brain. J Neuropathol Exp Neurol 1991; 50: 560-78.

Paganini-Hill A, Henderson VW. Estrogen deficiency and risk of Alzheimer's Disease in women. Am J Epedemiol 1994 (in press).

Palmer AM, Procter AW, Stratmann GC, Bowen DM. Excitatory amino acid releasing and cholinergic neurons in Alzheimer's disease. Neurosci Lett 1986; 66: 199-204.

Palmer AM, DeKoskey ST. Monoamine neurons in aging and Alzheimer's disease. J Neur Transm 1993; 91: 135-59.

Palmert MR, Usiak M, Mayeux R, Raskind M, Tourtellotte WW, Younkin SG. Soluble derivates of the ß amyloid protein precursor in cerebrospinal fluid. Neurology 1990; 40: 1028-34.

Papasozomenos SC, Binder LI. Phosphorylation determines two distinct species of tau in the central nervous system. Cell Motil Cytoskeleton 1987; 8: 210-26.
Papolla MA Image analysis microspectroscopy of senile plaque capillary amyloid in Alzheimer's disease. Arch Pathol Lab Med 1989; 113: 866-71.
Papolla MA, Omar RA, Vinters HV. Image analysis microspectroscopy shows that neurons participate in the genesis of a subset of early primitive (diffuse) senile plaques. Am J Pathol 1991; 139: 599-607.
Pappolla MA, Omar RA, Kim KS, Robakis NK. Immunohistochemical evidence of antioxidant stress in Alzheimer's disease. Am J Pathol 1992; 140: 621-8.
Passeri G, Girasole G, Jilka RL, Manolagas SG. Increased interleukin-6 production by murine bone marrow and bone cells after estrogen withdrawal. Endocrinology 1993; 133: 822-8.
Pasternak JM, Abraham CR, Van Dyke BJ, Potter H, Younkin SG. Astrocytes in Alzheimer's discasc gray matter express alpha1-Antichymotrypsin. Am J Pathol 1989; 135: 827-34.
Pathy MSJ. The pharmacological management of cognitive impairment in the demented patient. Prog Neuro-Psychopharmacol Biol Psychiatry 1993; 17: 515-24.
Peabody CA, Davis H, Berger PA, Tinklenberg JR. Desamino-D-arginine-vasopressin (DDAVP) in Alzheimer's disease. Neurobiol Aging 1986; 7: 301-3.
Pearson RCA, Esiri MM, Hiorns RW et al. Anatomical correlates of the pathological changes in the neocortex in Alzheimer's disease. Proc Natl Acad Sci USA 1985; 82: 4531-4.
Pedro-Botet J, Senti M, Rubies-Prat J. Apolipoprotein E polymorphism and ischemic cerebrovascular disease. Stroke 1994; 25: 521.
Peinado MA, Martinez M, Pedrosa JA, Quesada A, Peinado JM. Quantitative morphological changes in neurons and glia in the frontal lobe of the aging rat. Anat Rec 1993; 237: 104-8.
Pericak-Vance MA, Bebout JL, Gaskell PC, Yamaoka LA, Hung WY, Alberts MJ, Walker AP, Bartlett RJ, Haynes CS, Welsh KA, Earl NL, Heyman A, Clark CM, Roses AD. Linkage studies in familial Alzheimer disease: evidence for chromosome 19 linkage. Am J Hum Genet 1991; 48: 1034-50.
Perlmutter LS, Scott SA, Chang Chui H. The role of microglia in the cortical neuropathology of Alzheimer disease. Bull Clin Neurosci 1991; 56: 120-30.
Perlmutter LS, Scott SA, Barron E, Chui HC. MHC class II-positive microglia in human brain: association with Alzheimer lesions. J Neurosci Res 1992; 33: 549-58.
Perry G, Rizzuto N, Autilio-Gambetti L, Gambetti P. Paired helical filaments from Alzheimer disease patients contain cytoskeletal components Proc Natl Acad Sci USA 1985; 82: 3916-20.
Perry G, Kawai M, Tabaton M, Onorato M, Mulvihill P, Richey P, Morandi A, Connolly JA, Gambetti P. Neuropil threads of Alzheimer's disease show a marked alteration of the normal cytoskeleton. J Neurosci 1991; 11: 1748-55.
Perry G. Neuritic plaques in Alzheimer's disease originate from neurofibrillary tangles. Med Hypotheses 1993; 40: 257-8.
Perry VH, Gordon S. Macrophages and microglia in the nervous system. TINS 1988; 11: 273-7.
Perusini G. Über klinisch und histologisch eigenartige psychische Erkrankungen des späteren Lebensalters. Histol Histopathol Arb (Nissl-Alzh) 1909; 3: 297-358.
Petit D, Lorrain D, Gauthier S, Montplaisir J. Regional spectral analysis of the REM sleep EEG in mild to moderate Alzheimer's disease. Neurobiol Aging 1993; 14: 141-5.
Petry S, Cummings JL, Hill MA, Shapira J. Personality alterations in dementia of the Alzheimer type. Arch Neurol 1988; 45: 1187-90.
Phillips HS, Hains JM, Laramee G, Rosenthal A, Winslow JW. Widespread expression of BDNF but not NT3 by target areas of basal forebrain cholinergic neurons. Science 1990; 250: 290-4.
Phillips HS, Hains JM, Armanini M, Laramee GR, Johnson SA, Winslow JW. BDNF mRNA is decreased in the hippocampus of individuals with Alzheimer's disease. Neuron 1991; 7: 695-702.
Piani D, Frei K, Quang Do K, Cuenod M, Fontana A. Murine brain macrophages induce NMDA-receptor-mediated neurotoxicity in vitro by secreting glutamate. Ncurosci Lett 1991; 133: 159-62.

Piccinin GL, Finali GC, Piccirilli M. Neuropsychological effects of L-deprenyl in Alzheimer's type dementia. Clin Neuropharmacol 1990; 13: 147-63.
Pike C J, Burdick D, Walencewicz AJ, Glabe CG, Cotman CW. Neurodegeneration induced by ß-amyloid peptides in vitro: the role of peptide assembly state. J Neurosci 1993; 13: 1676-87.
Podlisny MB, Lee G, Selkoe D. Gene dosage of the amyloid ß precursor protein in Alzheimer's disease. Science 1987; 238: 669-71.
Podlisny MB, Stephenson DT, Frosch MP, Lieberburg I, Clemens JA, Selkoe DJ. Synthetic amyloid ß-protein failure to produce specific neurotoxicity in monkey cerebral cortex. Neurobiol Aging 1992; 13: 561-7.
Podlisny MB, Stephenson DT, Frosch MP, Tolan DR, Lieberburg I, Clemens JA, Selkoe DJ. Microinjection of synthetic amyloid ß-protein in monkey cerebral cortex fails to produce acute neurotoxicity. Am J Pathol 1993; 142: 17-24.
Poeck K. Klinische Neuropsychologie. 2 Aufl. Stuttgart, New York: Thieme, 1989.
Pollmann S, Haupt M, Romero B, Kurz A. Stability of cognitive symptoms in dementia of the Alzheimer type. Dementia 1992; 3: 328-34.
Pollmann S, Haupt M, Romero B, Kurz A. Is impaired recall in dementia of the Alzheimer type a consequence of a contextual retrieval deficit? Dementia 1993; 4: 102-8.
Pomara N, Singh R, Deptula D, Chou JCY, Schwartz MB, LeWitt PA. Glutamate and other CSF amino acids in Alzheimer's disease. Am J Psychiatry 1992; 149: 251-4.
Ponte P, Gonzales-DeWhitt P, Schilling J, Miller J, Hsu D, Greenberg B, Davis K, Wallace W, Lieberburg I, Fuller F, Cordell B. A new amyloid mRNA contains a domain homologous to serine protease inhibitors. Nature 1988; 331: 525-7.
Posner JD, Landberg L. Lack of efficacy of hydergine in Alzheimer's disease. N Engl J Med 1990; 324: 197.
Price JL, Davis PB, Morris JC, White DL. The distribution of tangles, plaques and related immunohistochemical markers in healthy aging and Alzheimer's disease. Neurobiol Aging 1991; 12: 295-312.
Prior R, Mönning U, Schreiter-Gasser U, Weidemann A, Blennow K, Gottfries CG, Masters CL, Beyreuther K. Quantitative changes in the amyloid ßA4 precursor protein in Alzheimer cerebrospinal fluid. Neurosci Lett 1991; 124: 69-73.
Probst A, Brunnschweiler H, Lautenschlager C, Ulrich J. A special type of senile plaque, possibly an initial stage. Acta Neuropathol 1987; 74: 133-41.
Probst A, Anderton BH, Brion JP, Ulrich J. Senile plaque neurites fail to demonstrate anti-paired helical filament and anti-microtubule-associated protein-tau immunoreactive proteins in the absence of neurofibrillary tangles in the neocortex. Acta Neuropathol 1989; 77: 430-6.
Probst A, Langui D, Ipsen S, Robakis N, Ulrich J. Deposition of ßA4 protein along neuronal plasma membranes in diffuse plaques. Acta Neuropathol 1991; 83: 21-9.
Probst A, Langui D, Ulrich J. Alzheimer's disease: a description of the structural lesions. Brain Pathol 1991; 1: 229-39.
Quon D, Wang Y, Catalano R, Scardina JM, Murakami K, Cordell B. Formation of ß-amyloid protein deposits in barins of transgenic mice. Nature 1991, 352: 239-41.
Radebold H. Psychodynamik und Psychotherapie Älterer. Berlin: Springer, 1992.
Rapp PR, Amaral DG. Individual differences in the cognitive and neurobiological consequences of normal aging. TINS 1992; 15: 340-5.
Rebeck GW, Reiter JS, Strickland DK, Hyman BT. Apolipoprotein E in sporadic Alzheimer's disease: allelic variation and receptor interactions. Neuron 1993; 11: 575-80.
Rebeck GW, Hyman BT. Neuroanatomical connections and specific regional vulnerability in Alzheimer's disease. Neurobiol Aging 1993; 14: 45-7.
Redlich E. Über miliare Sklerose der Hirnrinde bei seniler Atrophie. Jahrbücher f Psych u Neurol 1898; 17: 208-16.
Regland B, Gottfries CG. The amyloid ß-protein in Alzheimer's disease. Lancet 1992; 340: 467-9.
Reiman EM, Mintun MA. Positron Emission Tomography (Editorial). Arch Intern Med 1990; 150: 729-31.

Reisberg B, Ferris SH, De Leon MJ, Crook T. The global deterioration scale for assessment of primary degenerative dementia. Am J Psychiatry 1982; 139: 1136-9.
Renner MJ, Rosenzweig MR. Enriched and impoverished environments. Effects on brain and behaviour. Reihe "Recent Research in Psychology". New York: Springer 1987.
Rifat SL, Eastwood MR, Crapper McLachlan DR, Corey PN. Effects of exposure of miners to aluminium powder. Lancet 1990; 336: 1162-5.
Ritchie K, Kildea D, Robine JM. The relationship between age and the prevalence of senile dementia: a meta-analysis of recent data. Int J Epidemiol 1992; 21: 763-9.
Rizzo JF, Cronin-Colomb A, Growdon JH, Corkin S, Rosen TJ, Sandberg MA, Chiappa KH, Lessell S. Retinocalcarine function in Alzheimer's disease. Arch Neurol 1992; 49: 93-101.
Robertson M. Alzheimer's disease and amyloid. Nature 1992; 356: 103.
Rocca WA, Hofman A, Brayne C, Breteler MMB, Clarke M, Copeland JRM, Dartigues JF, Engedal K, Hagnell O, Heeren TJ, Jonker C, Lindesay J, Lobo A, Mann AH, Mölsä PK, Morgan K, O'Connor DW, da Silva Droux A, Sulkava R, Kay DWK, Amaducci L. EURODEM Prevalence Research Group Frequency and distribution of Alzheimer's disease in Europe: a collaborative study of 1980-1990 prevalence findings. Ann Neurol 1991; 30: 381-90.
Rogers J, Schultz J, Bracova L, Lue LF, Webster S, Bradt B, Cooper NR, Moss DE. Complement activation and ß-amyloid-mediated neurotoxicity in Alzheimer's disease. Res Immunol 1992; 143: 624-30.
Rogers J, Cooper N.R, Webster Complement activation by ß-amyloid in Alzheimer disease. Proc Natl Acad Sci USA 1992; 89: 10016-20.
Rogers J, Hempelmann SR, Berry DL, McGeer PL, Kaszniak AW, Zalinski J, Cofield M, Mansukhani L, Willson P, Kogan F. Clinical trial of indomethacin in Alzheimer's disease. Neurology 1993; 43: 1609-11.
Roher AE, Ball MJ, Bhave SV, Wakade AR. ß-Amyloid from Alzheimer disease brains inhibits sprouting and survival of sympathetic neurons. Biochem Biophys Res Commun 1991; 174: 572-9.
Roman GC, Tatemichi TK, Erkinjuntti T, Cummings JL, Masdeu JC, Garcia JH, Amaducci L, Orgogozo JM, Brun A, Hofman A, Moody DM, O'Brien MD, Yamaguchi T, Grafman J, Drayer BP Bennett, DA Fisher, M Ogata, J Kokmen, E Mermejo, F Wolf, PA Gorelick, PB Bick, KL Pajeau, AK Bell, MA DeCarli, C Culebras, A Korczyn, AD Bogousslavsky, J Hartmann, A Scheinberg P. Vascular dementia: diagnostic criteria for research studies. Neurology 1993; 43: 250-60.
Rosen I, Gustafson L, Risberg J. Multichannel EEG frequency analysis and somatosensory-evoked potentials in patients with different types of organic dementia. Dementia 1993; 4: 43.
Roth M, Tomlinson BE, Blessed G. Correlation between scores for dementia and counts of senile plaques in cerebral grey matter of elderly subjects. Nature 1966; 209: 109-10.
Rothschild D. Pathologic changes in senile psychoses and their psychobiologic significance. Am J Psychiat 1937; 93: 757-88.
Rothschild D, Sharp ML. The origin of senile psychoses: neuropathologic factors and factors of a more personal nature. Dis Nerv Syst 1941; 2: 49-54.
Rothschild D. Senile psychoses and psychoses with cerebral arteriosclerosis. In: Mental disorders in later life. Kaplan OJ, ed. Stanford: Stanford University Press 1945; 233-79.
Rothwell NJ, Busbridge NJ, Lefeuvre RA, Hardwick AJ, Gauldie JHopkins, SJ. Interleukin-6 is a centrally acting endogeneous pyrogen in the rat. Can J Physiol Pharmacol 1991; 69: 1465-9.
Rozemuller JM, Stam FC, Eikelenboom P. Acute phase proteins are present in amorphous plaques in the cerebral but not in cerebellar cortex of patients with Alzheimer's disease. Neurosci Lett 1990; 119: 75-8.
Rozemuller JM, Abbink JJ, Kamp AM, Stam FC, Hack CE, Eikelenboom P. Distribution pattern and functional state of alpha1-antichymotrypsin in plaques and vascular amyloid in Alzheimer's disease. Acta Neuropathol 1991; 82: 200-7.
Rubenstein ML, Herrera CO, Zendell SM, Anderson MW, Spielman AJ. Comparison of sleep restriction therapy and stimulus control in older insomniacs. Sleep Res 1987; 16: 419.

Rubenstein ML, Rothenberg SA, Maheswaran S, Tsai JS, Zozula R, Spielman AJ. Modified sleep restriction therapy in middle-aged and elderly chronic insomniacs. Sleep Res 1990; 19: 276.

Rubin EH, Morris JC, Storandt M, Berg L. Behavioural changes in patients with mild senile dementia of the Alzheimer type. Psychiatry Res 1987; 21: 55-62.

Rush DK, Aschmies S, Meriman MC. Intracerebral ß-amyloid (25-35) produces tissue damage: is it neurotoxic. Neurobiol Aging 1992; 13: 591-4.

Sackheim HA, Prohovnik I, Moeller JL. Regional cerebral blood flow in mood disorders: I Comparison of major depressives and normal controls at rest. Arch Gen Psychiatry 1990; 47: 60-70.

Sackheim HA, Prohovnik I, Moeller JL, Mayeux R, Stern Y, Devanand DP. Regional cerebral blood flow in mood disorders: II Comparison of major depression and Alzheimer's disease. J Nucl Med 1993; 34: 1090-101.

Saletu B, Paulus E, Linzmayer L, Anderer P, Semlitsch HV, Grünberger J, Wicke L, Neurhold A, Podreka I. Double-blind, placebo-controlled, clinical and EEG/ERP mapping studies with nicergoline in SDAT and MID. Submitted 1994.

Salmon DP, Thal LJ, Butters N, Heindel WC. Longitudinal evaluation of dementia of the Alzheimer type. Neurology 1990; 40: 1225-30.

Salmon E, Sadzot B, Maquet P, Degueldre C, Lemaire C, Rigo P, Comar D, Franck G. Differential diagnosis of Alzheimer's disease with PET. J Nucl Med 1994; 35: 391-8.

Salo PT, Tatton WG. Deprenyl reduces the death of motoneurons caused by axotomy. J Neurosci Res 1992; 31: 394-400.

Sandbrink R, Masters CL, Beyreuther K. ßA4-amyloid protein precursor mRNA isoforms without exon 15 are ubiquitously expressed in rat tissues including brain, but not in neurons. J Biol Chem 1994; 269: 1510-7.

Sands SL, Rothschild D. Sociopsychiatric foundations for a theory of the reactions to aging. J Nerv Ment Dis 1952; 116: 233-41.

Sapolsky RM. Stress, the aging brain, and the mechanisms of neuron death. Cambridge MA: MiT Press 1992.

Satlin A, Volicer L, Ross V, Herz L, Campbell S. Bright light treatment of behavioural and sleep disturbances in patients with Alzheimer's disease. Am J Psychiatry 1992; 149: 1028-32.

Saunders AM, Strittmatter WJ, Schmechel D, St George Hyslop PH, Pericak-Vance MA, Joo SH, Rosi BL, Gusella JF, Crapper-MacLachlan DR, Alberts MJ, Hulette C, Crain B, Goldgaber D, Roses AD. Association of apolipoprotein E allele E4 with late-onset familial and sporadic Alzheimer's disease. Neurology 1993; 43: 1467-72.

Saunders PA, Copeland JRM, Dewey ME, Gilmore C, Larkin BA, Phaterpekar H, Scott A. The prevalence of dementia, depression and neurosis in later life: the Liverpool MRC-ALPHA study. Int J Epidemiol 1993; 22 838-47.

Schächter F, Faure-Delanef L, Guenot F, Rouger H, Froguel P, Lesueur-Ginot L, Cohen D. Genetic associations with human longevity at the APOE and ACE loci. Nature Genetics 1994; 6: 29-32.

Scheff SW, Price DA . Synapse loss in the temporal lobe in Alzheimer's disease. Ann Neurol 1993; 33: 190-9.

Scheff SW, Sparks DL, Price DA. Quantitative assessment of synaptic density in the entorhinal cortex in Alzheimer's disease. Ann Neurol 1993; 34: 356-61.

Scheibel AB, Tomiyasu U. Dendritic sprouting in Alzheimer's presenile dementia. Exp Neurol 1978; 60: 1-8.

Scheibel ME, Lindsay RD, Tomiyasu U, Scheibel AB. Progressive dendritic changes in aging human cortex. Exp Neurol 1975; 47: 392-403.

Scheibel ME, Lindsay RD, Tomiyasu U, Scheibel AB. Progressive dendritic changes in the aging human limbic system. Exp Neurol 1976; 53: 420-30.

Schellenberg GD, Bird TD, Wijsman EM, Moore DK, Boehnke M, Bryant EM, Lampe TH, Nochlin D, Sumi SM, Deeb SS, Beyreuther K, Martin GM. Absence of linkage of chromosome 21q21 markers to familial Alzheimer's disease. Science 1988; 241: 1507-10.

Schellenberg GD, Pericak-Vance MA, Wijsman EM, Moore DK, Gaskell PC, Yamaoka LA, Bebout JL, Anderson L, Welsh KA, Clark CM, Nartin GM, Roses AD, Bird TD. Linkage analysis of familial Alzheimer disease, using chromosome 21 markers. Am J Hum Genet 1991; 48: 563-83.

Schellenberg GD, Anderson L, O'dahl S, Wijsman EM, Sadovnick AD, Ball MJ, Larson EB, Kukull WA, Martin GM, Roses AD, Bird TD. APP717, APP693, and PRIP gene mutations are rare in Alzheimer disease. Am J Hum Genet 1991; 49: 511-7.

Schellenberg GD, Bird TD, Wijsman EM, Orr HT, Anderson L, Nemens E, White JA, Bonnycastle L, Weber JL, Alonso ME, Potter H, Heston LL, Martin GM. Genetic linkage for a familial Alzheimer's disease locus on chromosome 14. Science 1992; 258: 668-71.

Schellenberg GD. The molecular genetics of familial Alzheimer's disease. Current Science 1992; 63: 491-4.

Schellenberg GD, Payami H, Wijsman EM, Orr HT, Goddard KAB, Anderson L, Nemens E, White JA, Alonso ME, Ball MJ, Kaye J, Morris JC, Chui H, Sadovnick AD, Heston LL, Martin GM, Bird TD. Chromosome 14 and late-onset familial Alzheimer disease (FAD). Am J Hum Genet 1993; 53: 619-28.

Scheltens P, Leys D, Barkhof F, Huglo D, Weinstein HC, Vermersch P, Kuiper M, Steinling M, Wolters EC, Valk J. Atrophy of medial temporal lobes on MRI in "probable" Alzheimer's disease and normal ageing: diagnostic value and neuropsychological correlates. J Neurol Neurosurg Psychiatry 1992; 55: 967-72.

Schmidt ML, Murray JM, Trojanowski JQ. Continuity of neuropil threads with tangle-bearing and tangle-free neurons in Alzheimer disease cortex. Mol Chem Neuropathol 1993; 18: 299-312.

Schmidt-Nowara WW, Beck AA, Jessop CA. Actigraphic assessment of a treatment of sleep restriction in chronic insomnia. Sleep Res 1992; 21: 259.

Schneider LS, Pollock VE, Lyness SA. A meta-analysis of controlled trials of neuroleptic treatment in dementia. J Am Geriatr Soc 1990; 38: 553-63.

Schneider LS, Olin JT, Pawluczyk S. A double-blind crossover pilot study of L-deprenyl (selegiline) combined with cholinesterase inhibitor in Alzheimer's disease. Am J Psychiatry 1993; 150: 321-3.

Schreiter-Gasser U, Gasser T, Ziegler P. Quantitative EEG analysis in early onset Alzheimer's disease: a controlled study. Electroencephalogr Clin Neurophysiol 1993; 86: 15-22.

Scott S A, Johnson SA, Zarow C, Perlsmutter LS. Inability to detect ß-amyloid protein precursor mRNA in plaque-associated microglia. Exper Neurol 1993; 121: 113-8.

Seligman MEP. Fall into helplessness. Psychology Today 1973; 6: 43-8.

Selkoe, DJ. The molecular pathology of Alzheimer's disease. Neuron 1991; 6: 487-98.

Selkoe DJ. "In the beginning ..." Nature 1991; 354: 432-3.

Selkoe DJ. Amyloid-Protein und Alzheimersche Krankheit. Spektrum der Wissenschaft 1992; 1: 56-65.

Senin U, Parnetti L, Barbagallo-Sangiorgi G, Bartorelli L, Bocola V, Capurso A, Cuzzopoli M, Denaro M, Marigliano V, Tammaro AE, Fioravanti M. Idebenone in senile dementia of Alzheimer type: a multicenter study. Arch Gerontol Geriatr 1992, 15: 249-60.

Senitz D. Neuronenveränderungen im cerebralen Cortex bei Patienten mit Alzheimer'scher Krankheit im Vergleich zur milden Demenz und zum normalen Altern. Wiss Z Univ Leipzig Math-naturwiss Reihe 1990; 39: 538-45.

Seubert P, Oltersdorf T, Lee MG, Barbour R, Blomquist C, Davis DL, Bryant K, Fritz LC, Galasko D, Thal LJ, Lieberburg I, Schenk D B. Secretion of ß-amyloid precursor protein cleaved at the amino terminus of the ß-amyloid peptide. Nature 1993; 361: 260-3.

Sharp P, McNaughton BL, Barnes CA. Enhancement of hippocampal field potentials in rats exposed to a novel complex environment. Brain Res 1985; 339: 361-5.

Shay KA, Roth DL. Association between aerobic fitness and visuospatial performance in healthy older adults. Psychol Aging 1992; 7: 15-24.

Shimokawa M, Yanagisawa K, Nishiye H, Miyatake T. Identification of amyloid precursor protein in synaptic plasma membrane. Biochem Biophys Res Commun 1993, 196: 240-4

Shimano H, Murase T, Ishibashi S. Plasma apolipoproteins in patients with multi-infarct dementia. Atherosclerosis 1989; 79: 257-60.
Shin RW, Iwaki T, Kitamoto T, Sato Y, Tateishi J. Massive accumulation of modified tau and severe depletion of normal tau characterize the cerebral cortex and white matter of Alzheimer's disease. Am J Pathol 1992; 140: 937-45.
Shivers BD, Hilbich C, Multhaup G, Salbaum M, Beyreuther K, Seeburg P. Alzheimer's disease amyloidogenic glycoprotein: expression pattern in rat brain suggests a role in cell contact. EMBO J 1988; 7: 1365-70.
Shoji M, Hirai S, Yamaguchi H, Harigaya Y, Ishiguro K, Matsubara E. Alpha 1-Antichymotrypsin is present in diffuse senile plaques. Am J Pathol 1991; 138: 247-57.
Shoji M, Golde TE, Ghiso J, Cheung TT, Estus S, Shaffer LM, Cai XD, McKay DM, Tinter R, Frangione B, Younkin S. Production of Alzheimer amyloid ß protein by normal proteolytic processing. Science 1992; 258: 126-9.
Siman R, Card JP, Nelson RB, Davis LG. Expression of ß-amyloid precursor protein in reactive astrocytes following neuronal damage. Neuron 1989; 3: 275-85.
Simchowicz T. Histologische Studien über die Senile Demenz. Histol Histopathol Arb (Nissl-Alzh) 1911; 4: 267-444.
Sinha S, Dovey HF, Seubert P, Ward PJ, Blacher RW, Blaber M, Bradshaw RA, Arici M, Mobley WC, Lieberburg I. The protease inhibitory properties of the Alzheimer's ß-amyloid precursor protein. J Biol Chem 1990; 265: 8983-5.
Sisodia SS, Koo EH, Beyreuther K, Unterbeck A, Price D. Evidence that ß-amyloid protein in Alzheimer's disease is not derived by normal processing. Science 1990; 248: 492-5.
Sisodia SS. ß-Amyloid precursor protein cleavage by a membrane-bound protease. Proc Natl Acad Sci USA 1992; 89: 6075-9.
Slotkin TA, Seidler FJ, Crain BJ, Bell JM, Bissette G, Nemeroff CB. Regulatory changes in presynaptic cholinergic function assessed in rapid autopsy material from patients with Alzheimers disease: implications for etiology and therapy. Proc NatlAcad Sci USA 1990; 87: 2452-5.
Smith C. Sleep states and learning: a review of the animal literature. Neurosci Behavior Rev 1985; 9: 157-68.
Smith RP, Higuchi DA, Broze GJ. Platelet coagulation factor XIa-inhibitor, a form of Alzheimer amyloid precursor protein. Science 1990; 248: 1126-8.
Snow AD, Willmer J, Kisilevsky R. Sulfated glycosaminglycans: a common constituent of all amyloids. Lab Invest 1987; 56: 120-3.
Snow AD, Mar H, Nochlin D, Kimata K, Kato M, Suzuki S, Hassell J, Wight TN. The presence of heparan sulfate proteoglycans in the neuritic plaques and congophilic angiopathy in Alzheimer's disease. Am J Pathol 1988; 133: 456-63.
Sofouglu S, Dogan P, Besim T, Bastürk M, Tanrikulu G. MAO-B activity in depression and anxiety disorders. Biol Psychiatry 1992; 31: 634-8.
Sottrup-Jensen L. Alpha2-macroglobulin: structure, shape, and mechanisms of proteinase complex formation. J Biol Chem 1989; 264: 11539-42.
Sparks DL, Van Woeltz M, Markesbery WR. Alterations in brain monoamino oxidase activity in aging, Alzheimer's disease, and Pick's disease. Arch Neurol 1991; 48: 718-21.
Spielman AJ, Saskin P, Thorpy MJ. Treatment of chronic insomnia by restriction of time in bed. Sleep 1987; 10: 45-56.
Squire LR, Knowlton B, Musen G. The structure and organization of memory. Annu Rev Psychol. 1993; 44: 453-95.
Stadtmüller G, Löw H, Dykierek P, Maes H, Van Calker D, Bahro M, Berger M, Riemann D. Fortschritte in der Diagnostik und Therapie von Schlafstörungen bei Demenzen vom Alzheimer-Typ. Kongreßband der deutschen Gesellschaft für Schlafforschung DGS Marburg: 1993.
Stein-Behrens B, Adams K, Yeh M, Sapolsky R. Failure of beta-amyloid protein fragment 25-35 to cause hippocampal damage in the rat. Neurobiol Aging 1992; 13: 577-79.

Stern RG, Mohs RC, Davidson M, Schmeidler J, Silverman J, Kramer-Ginsberg E, Searcey T, Bierer L, Davis KL. A longitudonal study of Alzheimer's disease: measurement, rate, and predictors of cognitive deterioration. Am J Psychiatry 1994; 151: 390-6.

Sternberger NH, Sternberger LA, Ulrich J. Aberrant neurofilament phosphorylation in Alzheimers disease. Proc Natl Acad Sci USA 1985; 82: 4274-6.

St George-Hyslop PH, Tanzi RE, Polinsky RJ, Haines JL, Nee L, Watkins PC, Myers RH, Feldman RG, Pollen D, Drachman D, Growdon J, Bruni A, Foncin JF, Salmon D, Frommelt P, Amaducci L, Sorbi S, Placentini S, Stewart GD, Hobbs WJ, Conneally PM, Gusella FF. The genetic defect causing familial Alzheimer's disease maps on chromosome 21. Science 1987; 235: 885-9.

St George-Hyslop PH, Myers RH, Haines JL, Farrar LA, Tanzi RE, Abe K, James MF, Conneally PM, Polinsky RJ, Gusella JF. Familial Alzheimer's disease: progress and problems. Neurobiol Aging 1989; 10: 417-25.

Stopa EG, Gonzales AM, Chorsky R, Corona RJ, Alvarez J, Bird ED, Baird A. Basic fibroblast growth factor in Alzheimer's disease. Biochem Biophys Res Commun 1990; 171: 690-6.

Strauss S, Bauer J, Ganter U, Jonas U, Berger M, Volk B. Detection of interleukin-6 and alpha2-macroglobulin immunoreactivity in cortex and hippocampus of Alzheimer's disease patients. Lab Invest 1992; 66: 223-30.

Streit WJ, Graeber MB, Kreutzberg GW. Functional plasticity of microglia: a review. GLIA 1988; 1: 301-7.

Strong MJ, Svedmyr A, Gajdusek DC, Garruto RM. The temporal expression of amyloid precursor protein mRNA in vitro in dissociated hippocampal neuron cultures. Exp Neurol 1990; 109: 171-9.

Su JH, Cummings BJ, Cotman CW. Identification and distribution of axonal dystrophic neurites in Alzheimer's disease. Brain Res 1993; 625: 228-37.

Sudilovsky A, Kroog SH, Crook T. Differential effects of antihypertensive medications on cognitive functioning. Psychopharmacol Bull 1989; 25: 133-8.

Summers WK, Majovski LV, Marsh GM, Tachiki K, Kling A. Oral tetrahydroaminoacridine in long-term treatment of senile dementia Alzheimer-type. N Engl J Med 1986; 315: 1241-5.

Swaab DF. Brain aging and Alzheimer's disease, "wear and tear" versus "use it or lose it". Neurobiol Aging 1991; 12: 317-24.

Tagliavini F, Giaccone G, Frangione B, Bugiani O. Preamyloid deposits in the cerebral cortex of patients with Alzheimer's disease and nondemented individuals. Neurosci Lett 1988; 93: 191-6.

Tagliavini F, Giaccone G, Verga L, Ghiso J, Frangione B, Bugiani O. Alzheimer patients: preamyloid deposits are immunoreactive with antibodies to extracellular domains of the amyloid precursor protein. Neurosci Lett 1991; 128: 117-20.

Takahashi H, Kurashima C, Utsuyama M, Hirokawa K. Immunohistochemical study of senile brains by using a monoclonal antibody recognizing ß amyloid precursor protein: significance of granular deposits in relation with senile plaques. Acta Neuropathol 1990; 80: 260-5.

Tanzi RE, St George-Hyslop P, Gusella JF. Molecular genetics of Alzheimer disease amyloid. J Biol Chem 1991; 266: 20579-82.

Tariot PN, Sunderland T, Weingartner H, Murphy DL, Welkowitz JA, Thompson K, Cohen RM. Cognitive effects of L-deprenyl in Alzheimer's disease. Psychopharmacology 1987; 91: 489-95.

Tariot PN, Sunderland T, Cohen RM, Newhouse PA, Mueller EA, Murphy DL. Trancylcypromin compared with L-deprenyl in Alzheimer's disease. J Clin Psychopharmacol 1988; 8: 23-7.

Tate-Ostroff B, Majocha RE, Marotta CA. Identification of cellular and extracellular sites of amyloid precursor protein extracytoplasmatic domain in normal and Alzheimer's disease. Proc Natl Acad Sci USA 1989; 86: 745-9.

Tatton WG, Greenwood CE. Rescue of dying neurons: a new action for deprenyl in MPTP Parkinsonism. J Neurosci Res 1991; 30: 666-72.

Terry RD, Gonatas NK, Weiss M. Ultrastructural studies in Alzheimer's presenile dementia. Am J Pathol 1964; 44: 269-97.

Thal LJ, Mandel RJ, Terry RD, Buzsaki G, Gage FH. Nucleus basalis lesions fail to induce senile plaques in the rat. Exp Neurol 1990; 108: 88-90.

Thompson CM, Markesbery WR, Ehmann WD, Mao YX, Vance DE. Regional brain trace-element studies in Alzheimer's disease. Neur Toxicol 1988; 9: 1-8.
Thompson TL, Filley CM, Mitchell WD, Culig KM, Verde ML, Byyny RL. Lack of efficacy of hydergine in patients with Alzheimer's disease. N Engl J Med 1990; 323: 445-8.
Tien RD, Felsberg GJ, Ferris NJ, Osumi AK. The dementias: correlation of clinical features, pathophysiology, and neuroradiology. AJR 1993; 161: 245-55.
Tierney MC, Fisher RH, Lewis AJ, Zorzitto ML, Snow WG, Reid DW, Nieuwstraten P. The NINCDS-ADRDA work group criteria for the clinical diagnosis of probable Alzheimer's disease. Neurology 1988; 38: 359-64.
Tohgi H, Chiba K, Sasaki K, Hiroi S, Ishibashi Cerebral perfusion patterns in vascular dementia of Binswanger type compared with senile dementia of Alzheimer type: a SPECT study. J Neurol 1991; 238: 365-70.
Tölle R. Befreiung psychisch Kranker. Deutsches Ärzteblatt 1993; 90: 2542-3.
Tolonen M, Halme M, Sarna S. Vitamin E and selenium supplementation in geriatric patients. Biol Trace Elem Res 1985; 7: 161-8.
Tomlinson BE, Blessed G, Roth M. Observations on the brains of demented old people. J Neurol Sci 1970; 11: 205-42.
Tomlinson BE, Irving D, Blessed G. Cell loss in the locus coeruleus in senile dementia of Alzheimer type. J Neurol Sci 1981; 49: 419-28.
Tooyama I, Kawamata, T Akiyama, H Moestrup, SK Gliemann, J McGeer, PL. Immunohistochemical study of alpha2-macroglobulin receptor in Alzheimer and control post mortem human brain. Mol Chem Neuropathol 1993; 18: 153-60.
Torack RM. The Pathologic Physiology of Dementia. New York: Springer, 1978.
Trojanowski JQ, Schmidt ML, Shin RW, Bramblett GT, Rao D, Lee VMY. Altered tau and neurofilament proteins in neuro-degenerative disease: diagnostic implications for Alzheimer's disease and Lewy body dementia. Brain Pathol 1993; 3: 45-54.
Ulmar G. Seelische Gesundheit und soziale Situation im Alter. Dtsch med Wochenschr 1992; 117: 1567-72.
Ulrich J. Alzheimer changes in nondemented patients younger than sixty-five. Ann Neurol 1985; 17: 273-7.
Ulrich J. Histochemische Darstellung der Acetylcholinesterase bei der Alzheimer Krankheit. Acta histochem suppl 1992; 42: 11-2.
Ulrich J, Spillantini MG, Goedert M, Dukas L, Stähelin HB. Abundant neurofibrillary tangles without senile plaques in a subset of patients with senile dementia. Neurodegeneration 1992; 1: 257-64.
Urakami K, Takahashi K, Saito H, Okada A, Nakamura S, Tanaka S, Kitaguchi N, Tokushima Y, Yamamoto S. Amyloid ß-protein precursors with Kunitz-type inhibitor domains and acetyl-cholinesterase in cerebrospinal fluid from patients with dementia of the Alzheimer type. Acta Neurol Scand 1992; 85: 343-36.
Uylings HBM, Kuypers K, Diamond MC, Veltman WAM. Effects of differential environments on plasticity of dendrites of cortical pyramidal neurons in adult rats. Exp Neurol 1978; 62: 658-77.
Van Bockxmeer FM, Mamotte FM. Apolipoprotein E4 homozygosity in young men with coronary heart disease. Lancet 1992; 340: 879-80.
Van Bockxmeer FM. ApoE and ACE genes: impact on human longevity. Nature Genetics 1994; 6: 4-5.
Van Duijn C, Hendriks L, Cruts M, Hardy JA, Hofman A, Van Broeckhoven C. Amyloid precursor protein gene mutation in early-onset Alzheimer's disease. Lancet 1991; 337: 978.
Van Duijn CM, Farrer LA, Cupples LA, Hofman A. Genetic transmission of Alzheimer's disease among families in a Dutch population based study. J Med Genet 1993; 30: 640-6.
Van Gool D, De Strooper B, Van Leuven F, Triau E, Dom R. Alpha 2-Macroglobulin expression in neuritic-type plaques in patients with Alzheimer's disease. Neurobiol Aging 1993; 14: 233-7.
Van Hoesen GW, Solodkin A. Some modular features of temporal cortex in humans as revealed by pathological changes in Alzheimer's disease. Cerebral Cortex 1993; 3: 465-75.

Van Nostrand WE, Wagner SL, Farrow JS, Cunningham DD. Imunopurification and protease inhibitory properties of protease nexin-2/amyloid ß-protein precursor. J Biol Chem 1990; 265: 9591-4.
Van Nostrand WE, Wagner SL, Shankle WR, Farrow JS, Dick M, Rozemuller JM, Kuiper MA, Wolters EC, Zimmerman J, Cotman CW, Cunningham DD. Decreased levels of soluble amyloid ß-protein precursor in cerebrospinal fluid of live Alzheimer disease patients. Proc Natl Acad Sci USA 1992; 89: 2551-5.
Van Someren EJW, Mirmiram M, Swaab DF. Non-pharmacological treatment of sleep and wake disturbances in aging and Alzheimer's disease: chronobiological perspectives. Behav Brain Res 1993; 57: 235-3.
Venn RD, Hamot HZ, Shader RI. SCAG Fremdbeurteilungsskala. In: Internationale Skalen für Psychiatrie. CIPS, Hrsg. Weinheim: Beltz Test Verlag 1986
Verga L, Frangione B, Tagliavini F, Giaccone G, Migheli A, Bugiani O. Alzheimer patients and Down patients: cerebral preamyloid deposits differ ultrastructurally and histochemically from amyloid of senile plaques. Neurosci Lett 1989; 105: 194-9.
Verhaeghen P, Marcoen A, Goossens L. Facts and fiction about memory aging: a quantitative integration of research findings. J Gerontol 1993; 48: 157-71.
Villardita C, Lomeo C. Alzheimer's disease: correlational analysis of three screening tests and three behavioural scales. Acta Neurol Scand 1992; 86: 603-8.
Voytko ML, Olton DS, Richardson RT, Gorman LK, Tobin JR, Price DL. Basal forebrain lesions in monkeys disrupt attention but not learning and memory. J Neurosci 1994; 14: 167-86.
Waite J, Cole GM, Frautschy SA, Connor DJ, Thal LJ. Solvent effects on beta protein toxicity in vivo. Neurobiol Aging 1992; 13: 595-9.
Waldemar G, Bruhn P, Kristensen M, Johnson A, Paulson OB, Lassen NA. Heterogeneity of neocortical cerebral blood flow deficits in dementia of the Alzheimer type: a HMPAO SPECT study. J Neurol Neurosurg Psychiatry 1994; 57: 285-95.
Warren JM, Zerweck C, Anthony A. Effects of environmental enrichment on old mice. Dev Psychobiol 1982; 15: 13-8.
Weidemann A, König G, Bunke D, Fischer P, Salbaum JM, Master CL, Beyreuther K. Identification, biogenesis, and localization of precursor of Alzheimer's disease A4 amyloid protein. Cell 1989; 57: 115-26.
Weiss BL. Failure of nalmefene and estrogen to improve memory in Alzheimer's disease. Am J Psychiatry 1987; 144: 366-70.
Wenstrup D, Ehmann WD, Markesbery WR. Trace element imbalances in isolated fractions of Alzheimer's disease brains. Brain Res 1990; 533: 125-31.
Wernicke TF, Reischies FM. Prevalence of dementia in old age. Neurology 1994; 44: 250-3.
Wetterling T. Alzheimersche Krankheit. Überblick über den aktuellen Stand der Forschung. Fortschr Neurol Psychiatr 1988; 56: 1-13.
Wetterling T, Tegtmeyer KF. Serum a1-antitrypsin and a2-macroglobulin in Alzheimer's disease and Binswanger's disease. Clin Investig 1994; 72: 196-9.
Weyer G, Ihl R, Schambach M. Alzheimer's Disease Assessment Scale (ADAS). Protokollheft und Auswertungsbogen. Weinheim: Beltz Test GmbH: 1992.
Whetsell WO, Shapira NA. Neuroexcitation, excitotoxicity and human neurological disease. Lab Invest 1993; 68: 372-87.
Whitehouse PJ, Price DL, Struble RG, Clark AW, Coyle JT, DeLong MR. Alzheimer's disease and senile dementia: loss of neurons in the basal forebrain. Science 1982; 215: 1237-9.
Wilkin GP, Marriott DR, Cholewinski AJ. Astrocyte heterogeneity. TINS 1990; 13: 43-6.
Winson J. Neurobiologie des Träumens. Spektrum der Wissenschaft. 1991; 1: 126-34.
Wirak DO, Bayney R, Ramabhadran TV, Fracasso RP, Hart JT, Hauer PE, Hsiau P, Pekar SK, Scangos GA, Trapp BD, Unterbeck AJ. Deposits of amyloid ß protein in the central nervous system of transgenic mice. Science 1991; 252: 323-5.
Wisniewski HM, Terry RD. Reexamination of the pathogenesis of the senile plaque. Progr Neuropathol 1973; 2: 1-26.

Wisniewski HM, Narang HK, Terry RD. Neurofibrillary tangles of paired helical filaments. J neurol Sci 1976; 27: 173-81.
Wisniewski K, Jervis GA, Moretz RC, Wisniewski HM. Alzheimer neurofibrillary tangles in diseases other than senile and presenile dementia. Ann Neurol 1979; 5: 288-94.
Wisniewski HM, Wen GY, Kim KS. Comparison of four staining methods on the detection of neuritic plaques. Acta Neuropathol 1989; 78: 22-7.
Wisniewski HM, Bancher C, Barcikowska M, Wen GY, Currie J. Spectrum of morphological appearance of amyloid deposits in Alzheimer's disease. Acta Neuropathol 1989b; 78: 337-47.
Wisniewski HM, Weigel J, Wang KC, Lach B. Ultrastructural studies of the cells forming amyloid in the cortical vessel wall in Alzheimer's disease. Acta Neuropathol 1992; 84: 117-27.
Wisniewski HM, Weigel J. Migration of perivascular cells into the neuropil and their involvement in ß-amyloid plaque formation. Acta Neuropathol 1993; 85: 586-95.
Wolozin BL, Pruchniki A, Dickson DW, Davies PA. A neuronal antigen in the brains of patients with Alzheimer's disease. Science 1986; 232: 648-50.
Wolters EC, Riekkinen P, Lowenthal A, Van der Plaats JJ, Zwart JMT, Sennef C. DGAVP (Org 5667) in early Alzheimer's disease patients. Neurology 1990; 40: 1099-101.
Wood JA, Wood PL, Ryan R, Graff-Radford NR, Pilapil C, Robitaille Y, Quirion R. Cytokine indices in Alzheimer's disease temporal cortex: no changes in mature IL-1ß or IL-1RA but increases in the associated acute phase proteins IL-6, alpha2-macroglobulin and C-reactive protein. Brain Res 1993; 629: 245-52.
Wood JG, Mirra SS, Pollock NJ, Binder LI. Neurofibrillary tangles of Alzheimers disease share antigenic determinants with the axonal microtubule-associated protein tau. Proc Natl Acad Sci USA 1986; 83: 4040-3.
Wranek U, Ladurner G. Dementia, learning and the P300 paradigm. Arch Gerontol Geriatr 1993; 17: 91-9.
Yamaguchi H, Hirai S, Morimatsu M, Shoji M, Ihara Y. A variety of cerebral amyloid deposits in the brains of the Alzheimer-type dementia demonstrated by ß protein immunostaining. Acta Neuropathol 1988; 76: 541-9.
Yamaguchi H, Hirai S, Morimatsu M, Shoji M, Harigaya Y. Diffuse type of senile plaques in the brains of Alzheimer-type dementia. Acta Neuropathol 1988; 77: 113-9.
Yamaguchi H, Nakazato Y, Shoji M, Ihara Y, Hirai S. Ultrastructure of the neuropil threads in the Alzheimer brain: their dendritic origin and accumulation in the senile plaques. Acta Neuropathol 1992; 80: 368-74.
Yamaguchi H, Nakazato Y, Shoji M, Takatama M, Hirai S. Ultrastructure of diffuse plaques in senile dementia of the Alzheimer type: comparison with primitive plaques. Acta Neuropathol 1991; 82: 13-20.
Yamaguchi H, Yamazaki T, Lemere CA, Frosch MP, Selkoe DJ. Beta amyloid is focally deposited within the outer basement membrane in amyloid angiopathy of Alzheimer's disease. Am J Pathology 1992; 141: 249-59.
Yamamoto T, Hirano A. Nucleus raphe dorsalis in Alzheimer's disease: neurofibrillary tangles and loss of large neurons. Ann Neurol 1985; 17:, 573-77.
Yang F, Jansen L, Friedrichs WE, Buchanan JM, Bowman BH. IL-1ß decreases expression of amyloid precursor protein gene in human glioma cells. Biochem Biophys Res Commun 1993; 191: 1014-9.
Yankner BA, Caceres A, Duffy LK. Nerve growth factor potentiates the neurotoxicity of ß-amyloid. Proc Natl Acad Sci USA 1990; 87: 9020-3.
Yankner BA, Duffy LK, Kirschner DA.. Neurotrophic and neurotoxic effects of amyloid ß protein: reversal by tachykinin neuropeptides. Science 1990; 250: 279-82.
Yoshikawa K, Alzawa T, Maruyama K. Neural differentiation increases expression of Alzheimer amyloid protein precursor gene in murine embryonal carcinoma cells. Biochem Biophys res Commun 1990; 171: 204-9.
Zannis VI. Genetic polymorphism in human apolipoprotein E. Methods Enzymol 1986; 128: 823-51.

Zaudig M, Mittelhammer J, Hiller W, Pauls A, Thora C, Morinigo A, Mombour W. SIDAM - a structural interview for the diagnosis of dementia of the Alzheimer-type, multi-infarct dementia and dementias of other aetiology according to ICD-10 and DSM-III-R. Psychol Med 1991; 21: 225-36.

Zhan SS, Beyreuther K, Schmitt HP. Quantitative assessment of synaptophysin immuno-reactivity of the cortical neuropil in various neurodegenerative disorders with dementia. Dementia 1993; 4: 66-74.

Zhou D, Kusnecov I, Shurin MR, DePaoli M, Rabin BS. Exposure to physical and psychological stressors elevates plasma interleukin-6: relationship to the activation of hypothalamic-pituitary-adrenal axis. Endocrinology 1993; 133: 2523-30.

Zola-Morgan S, Squire LR. Neuroanatomy of memory. Annu Rev Neurosci 1993; 16: 547-63.

Sachverzeichnis